Robert Koc...

Was wissen und können unsere Ärzte?

Über Naturheilung und medizinische Kunst

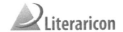

Robert Koch

Was wissen und können unsere Ärzte?

Über Naturheilung und medizinische Kunst

ISBN/EAN: 9783959131582

Auflage: 1

Erscheinungsjahr: 2015

Erscheinungsort: Treuchtlingen, Deutschland

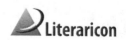

Was
wissen und können unsere Aerzte?

Aeber Naturheilung und medicinische Kunst,

von

Dr. med. R. Koch
Sanitätsrath.

Der Universität Jena

widmet dieses Büchlein in dankbarer Erinnerung

der Verfasser.

Vorwort.

Freiheit gleicht einem jungen, eblen Rosse, das zu reiten gelernt sein will.

Wie ein Volk, staatlicher und polizeilicher Bevormundung im Wesentlichen enthoben, anfangs meist nur mit wenig Geschick das Recht der Selbstregierung ausübt, so verführt auch die neuerrungene Freiheit, welche die Gesetzgebung auf dem Gebiete der Medicinal-Verfassung neuerdings gab, nämlich die allgemeine Curirfreiheit, noch vielfach zu thörichtem Mißbrauch.

Jede Art der Selbstregierung fordert eben eine Schule der Erfahrung.

Auf Andrängen des ärztlichen Standes selbst wurde sein altes Privilegium preisgegeben und die Curirfreiheit zum Gemeingut Aller erhoben, weil die Erfahrung gelehrt hatte, daß alle Maßregeln zur Wahrung jener ärztlichen Rechte sich als nutzlos erwiesen, ja zur Dawiderhandlung geradezu anreizten und noch dazu die medicinischen Pfuscher zu Märtyrern erhoben.

Die Aerzte hofften dabei auf die zunehmende Erkenntniß des Publikums.

Bleibt doch wachsende Bildung die einzige wirksame Correctur für den Mißbrauch jeder Freiheit.

Lernt der Laie, d. h. hier der Nichtarzt, erkennen, daß die Heilkunde, über die Unwissende gern geringschätzig zu urtheilen lieben, nicht von heute und gestern ist, sondern Summe und Resultat mehrtausendjähriger Geschichte, in deren Verlaufe der nach Wahrheit ringende Menschengeist, unendlich mühsam, Erfahrung an Erfahrung,

Erkenntniß an Erkenntniß zu altbegründetem Wissen reihte, gewinnt er ferner einen Ueberblick über den heutigen hohen Stand dieser Wissenschaft und einen Einblick in die Rationalität und Exactheit jetzigen ärztlichen Handelns, dann muß er auch begreifen, daß dieser so schwer errungene Culturschatz der Menschheit von dem Einzelnen auch nur durch langwierige, tiefgehende Studien sich zu eigen gemacht werden kann, und einsehen, daß selbst der Wissensreichste diesen Schatz wieder nur sehr langsam und mühselig im praktischen Gebrauche verwerthen und befestigen lernt und daß der ärztliche Beruf der vollsten Hingabe des ganzen Menschen bedarf.

Ist diese Einsicht aber gewonnen, dann muß wohl auch die Einbildung aufhören, daß man durch Lectüre einiger populärer medicinischer Schriften oder durch Anhören einiger Vorträge nennenswerthen Einblick in das Wesentliche der Heilkunde, in den tieferen Zusammenhang der Erscheinungen gewinnen könne, und das Gewissen rege werden, nicht fürder auf eigene Faust an sich oder gar an anderen herum zu curiren.

Es ist trotz der Ueberfluthung mit derartigen „Bildungsmitteln" im Gegentheil geradezu erstaunlich, wie unwissend das Publikum heute noch in den einfachsten anatomischen, physiologischen und arzneilichen Dingen ist. Frage man doch in einem Kreise sonst Gebildeter umher, wie viele auch nur klar wissen, wo z. B. Leber, Milz, Nieren 2c. liegen, wie viele auch nur eine Ahnung von den Gesetzen der Athmung, der Hautthätigkeit u. s. w. haben! Und doch beurtheilen gerade diese Gebildeten gar zu gern ärztliche Leistungen und ertheilen jedem, der sie interessirt, bei Krankheiten Rath, lassen sich aber dabei selbst durch den albernsten Hokuspokus unwissender Pfuscher täuschen und werden das Opfer schlauer Charlatane, sobald diese nur für ihre Curmethode, jener auf wissenschaftlicher Basis begründeten Behandlung gegenüber, das berückende Schlagwort eines sogenannten „Naturheilverfahrens" in Anspruch nehmen.

Bei dieser Sachlage erscheint es als eine ernste Pflicht, gerade des Arztes, einmal: durch fortgesetzte Belehrung seine Mitmenschen wenigstens zu jener zweiten Staffel der Weisheit zu führen, zu der Erkenntniß, daß sie nichts rechtes wissen von der Wissenschaft und

Kunst der Heilkunde, die eben nur auf jenem, dem Arzt vorgezeichneten mühevollen Studienwege erlangt werden kann.

Andererseits aber bleibt es doch auch Aufgabe des Arztes, den Gebildeten mindestens soweit in das Verständniß des Baues und des Lebens seines Körpers einzuführen, daß er Erscheinungen und Bedürfnisse desselben begreift, sich Leib und Seele gesund zu erhalten, Krankheiten zu meiden, und wenn solche dennoch eintreten, ihnen wenigstens auf so lange sachgemäß zu begegnen lernt, bis kunstverständige Hülfe zur Stelle ist.

Möge nach diesen Richtungen hin das Büchlein einigen Nutzen bringen.

Berlin, Sommer 1884.

Der Verfasser.

Inhalt.

Wie die Geschichte einer jeden Wissenschaft uns deren all-
mählige Entwickelung und Vervollkommnung zeigt und aus der Vergangenheit erst uns ihren gegenwärtigen Standpunkt voll und ganz
begreifen lehrt, so gewährt auch die — leider von den Aerzten jetzt
meist vernachläſſigte — geschichtliche Erforschung der Heilwissenschaft
von den ältesten Zeiten bis zur Gegenwart deutlichen Einblick, wie
sich aus dunklen, schwachen Anfängen die Kenntniß des gesunden
und des kranken Menschen, und die Kunst, ihn zu heilen, stetig
gemehrt und allmählig zur jetzigen Höhe entwickelt hat.

Doch die Wahrheit ringt sich nur mühsam und in vielen Win-
dungen am Baume der Erkenntniß empor, und so ist auch bei der
Medicin der Entwickelungsgang durchaus kein immer gleichmäßig
fortschreitender gewesen.

Aehnlich wie in der Philosophie nach einer Menge phantasie-
reicher Systeme erst Kant mit seiner Kritik des Erkenntnißvermögens
die Grundlagen erſprießlichen Philosophirens aufdeckte und betonte,
bildet auch in der Medicin erst die naturwissenschaftliche Bearbeitung
derselben einen Wendepunkt zu gedeihlicher Forschung.

Wohl hat es schon früher von Zeit zu Zeit geniale Aerzte
gegeben mit divinatorischem Blick für das Wahre und mit scharfem
Verständniß für den allein richtigen Weg. Aber es waren das
doch nur vereinzelt leuchtende Sterne in dunkler Nacht und immer
wieder wandte die Heilkunde sich müßiger Speculation zu. Ihre

Sonne ging erst mit der Erkenntniß auf, daß die Heilkunde Er=
fahrungswissenschaft und praktische Naturwissenschaft wäre, und für
sie nur die inductive, experimentelle Methode fruchte, nämlich
nüchterne Prüfung der Thatsachen durch Versuche, Aufsteigen vom
Einzelnen zum Allgemeinen und vorsichtiges Ableiten der Gesetze
der Natur aus der Fülle ihrer Erscheinungen.

Noch nicht von lange her ist uns diese Erkenntniß geworden,
aber jung und lebensfrisch und entwickelungskräftig ist seitdem die
alte Medicin aus „diesem Jungbrunnen der Naturwissenschaften"
wieder erstanden, Baustein auf Baustein wird von fleißigen nüchternen
Forschern herzugetragen, mächtig wuchs gerade in den letzten Jahr=
zehnten der Schatz sicherer Erkenntnisse an, und ihre Jünger können
heute begeistert mit Ulrich von Hutten rufen:

„Die Studien blühen, die Geister erwachten, es ist eine Lust,
jetzt zu leben." —

Tiefe Dämmerung liegt auf den Anfängen unserer Wissenschaft.
Von den Aegyptern und den Völkern Vorderasiens erbte sie mit
der übrigen Cultur das Volk der Griechen, zog sie unter seinem
glücklichen Himmel größer und überlieferte sterbend sie an Rom.
Hier lebte gegen 200 n. Chr. ein sehr gelehrter Arzt: Claud. Galenus,
der Wissen und Erfahrung seiner Vorgänger, namentlich des großen
griechischen Arztes Hippocrates (400 v. Chr.) mit selbstständigen
Forschungen zu einem System der gesammten Medicin verband und
der Nachwelt überlieferte. Dieses meist auf philosophische Specu=
lation, zum geringsten Theil auf Empirie gegründete System hat
— horribile dictu — fast anderthalb Jahrtausende! ungeschmälert
in Ansehen und Gebrauch gestanden, und selbst dann noch, als
Neuerer es zu bekämpfen sich unterfingen, diese auf den Scheiter=
haufen gebracht.

Das zu verstehen, muß man sich erinnern, daß ebenso lange
das scholastisch=asketische Mittelalter bestand, von dem Du Bois=
Reymond so schön sagt: „Nacht senkte sich mit ihm herab auf die
„einst im Glanz alles Großen und Schönen schimmernden Gestade
„des mittelländischen Meeres, und ärztliche Forschung war verpönt,
„weil damals den irdischen Leib, die Krone und das Meisterstück
„der Natur, das Christenthum verschmähte als verwesliche Hülle
„der allein dem Göttlichen verwandten Seele, ja ihn haßte als den
„verderblichen Quell der Sündhaftigkeit." —

Da endlich, Anfang des 16. Jahrhunderts, schwand das Dunkel der langen Nacht. Vorahnende Sänger kündeten den Morgen und die aufgehende Sonne, in der nun alle Lande hell erglänzten, zeigt uns den großen Luther und einen Theophrastus Paracelsus von Hohenheim.

Es könnte auf den ersten Blick unpassend erscheinen, diese Beiden hier nebeneinander zu stellen, doch sind's Geistesverwandte, der religiöse Reformator von Eisleben und der medicinische von Einsiedeln, der, als man ihn einen Lutherum nannte — was dazumal so viel als Ketzer bedeutete — die denkwürdigen Worte sprach:

„Schämen sollt Ihr euch, daß Ihr mich wollt Lutherum schelten, dem am meisten Buben und Schelme feind sind."

Und wie Luther mit dem Papste, das heißt mit dem Autoritätsglauben brach, indem er 1520 die päpstliche Bulle vor dem Elsterthore zu Wittenberg mit den Worten verbrannte:

„Weil du den Heiligen des Herrn betrübet hast, so betrübe und verzehre dich das ewige Feuer,"

so warf auch der Professor von Hohenheim 1526 zu Basel die Bücher und damit die Lehre des Galen und des Arabers Avicenna in's Feuer und sprach:

„Ich hab' die Summe der Bücher in St. Johannis' Feuer geworfen, auf daß alles Unglück mit dem Rauch in die Lufft gang."

So gering auch des Paracelsus medicinische Kenntnisse waren, so voll von mystischem und astrologischem Unsinn und tollen Hirngespinsten seine Bücher und so abgeschmackt seine Recepte, so groß macht ihn doch schon sein Wahlspruch:

„Alterius non sit, qui suus esse potest",

d. h. wer auf eigenen Füßen stehen kann, stütze sich nicht auf Andere.

Mit diesem Satze verwarf er den tausendjährigen Autoritätsglauben in der Heilwissenschaft und wies auf selbstständige Naturforschung als die einzige Quelle medicinischer Wahrheit hin.

Wie schwach andererseits sein speculativ-chemistisches Lehrgebäude war, dafür spricht unter Anderem, daß er einen Archaeus, d. h. einen schöpferisch bildenden Ausfluß der Gottheit in des Menschen Magen annahm, der sich das Brauchbare aus den Speisen auswähle, daß er ferner die Krankheiten nach den Heilmitteln nannte, die er gegen sie gab, die Heilmittel aber wieder nach äußeren Zeichen für die einzelnen Organleiden bestimmte und daß er die Anatomie verwarf.

Aber zum Glück ergoß sich nun in der ersten Hälfte des 16. Jahrhunderts ein neuer befruchtender Strom durch alle Gebiete des Wissens, und auch für die Anatomie, diese ewige Grundlage rationeller Heilkunde, fand sich nun ein Reformator. Es war Andreas Vesalius (aus Brüssel).

Ein Schüler Tizian's hat ihn verewigt in jenem schönen Bilde, auf welchem er ihn inmitten seiner Schüler, eine weibliche Leiche secirend und demonstrirend, zeigt.

Im Jahre 1543 erschien zu Basel sein großes Werk: „Ueber den Bau des menschlichen Körpers", in welchem er nach mühsam selbstgemachten Sectionen die erste richtige Beschreibung des menschlichen Körpers gab.

Das wollte zur damaligen Zeit etwas heißen! Galen hatte seine anatomischen Kenntnisse meist den Affen entnommen, Vesal erst den Menschen; aber er mußte sich das erste Skelett mit Lebensgefahr vom Galgen stehlen.

Sektionen waren im Mittelalter nicht gestattet. Bonifaz VIII. sprach den Kirchenbann über alle aus, die es wagten, einen Menschen zu zergliedern, und in der Mitte des 17. Jahrhunderts noch war es ein großes Ereigniß, als am Hofe zu Weimar unter mehrtägigen Festlichkeiten, zu welchen die benachbarten Herzöge, Fürsten und Grafen geladen waren, durch den Professor Rolfink aus Jena eine Leiche zergliedert wurde. Und die Bauern um Jena trafen sehr häufig vor ihrem Tode die Anordnung, daß bei ihrer Leiche Wache ausgestellt werden sollte, ne rolfincaretur, d. h. damit sie nicht gerolfinkt, d. h. von den Jenenser Studenten gestohlen würde. Anfang des 18. Jahrhunderts noch wurde zu Halle in fünf Jahren erst eine einzige Leiche zergliedert, während der Wiener pathologische Anatom Carl von Rokitansky 1866 (in seinem 62. Lebensjahre) bereits 30,000 Sektionen gemacht hatte!

Ich nannte die Anatomie Grundlage der Medicin. Wer aber Arzt sein und den kranken Leib kennen und curiren will, der muß nicht allein die Structur, sondern auch das Leben des gesunden Körpers kennen. Daher muß zur Anatomie die Physiologie treten, d. h. die Wissenschaft von den regelmäßigen Vorgängen in dem lebenden Wesen.

Hierin wurde Reformator der Engländer William Harvey, ausgezeichnet dadurch, daß er die erste systematisch durchgeführte physiologische Experimentaluntersuchung machte und durch seine, für alle Zeiten gültige Methode zugleich zwei epochemachende Entdeckungen erzielte, nämlich den Blutumlauf und das Hervorgehen aller lebenden Wesen aus Eiern. Wer sich nun wundert, daß man den Blutumlauf nicht schon längst kannte, und meint, es sei kein Kunststück gewesen, ihn zu entdecken, eine „doch so selbstverständliche Thatsache", den erinnere ich an die Geschichte — vom Ei des Columbus.

Gar komische Begriffe hatte man bis damals vom Blute und seiner Bewegung. Von der Leber, dachte man sich, ströme das Blut aus, nach oben und nach unten, aber nur in den Venen. Die Arterien glaubte man nur mit Luft gefüllt (weil man sie bei Sektionen in Folge ihrer Contractionskraft meist blutleer fand).

Wie nun Ptolemäus für den Mittelpunkt der Welt die Erde hielt und erst Copernicus ihr die richtige Stellung anwies, so verlegte Harvey den Mittelpunkt des Blutkreislaufs von der Leber in das Herz und machte aus der Leber ein Nebenorgan.

Und wie fand Harvey die Wahrheit? Durch tausende von Untersuchungen, durch Vivisectionen wohl an 30 Thier-Species, er beobachtete kranke und gesunde Menschen und hörte in den Schlachthäusern die Angaben der Metzger. Doch erst, als die neue Lehre schon 12 Jahre bei ihm feststand, gab er sie in Druck, in knapp gefaßter Form (nur 72 Seiten umfassend), nur die Sache, nie seine eigene Person betonend und auch darin sich als großer Mensch zeigend und auch als ein Muster den heutigen Schriftstellern.

1628 erschien sein Buch über den Kreislauf des Blutes, zu Frankfurt a. M. Es hatte in England die Censur nicht passirt! Den Harvey selbst erklärte das Volk von England für verrückt und machte vor Kummer erbleichen sein schwarzes Haar. Harvey aber machte sich nunmehr an sein zweites Hauptwerk: Die Erforschung der Entwickelungsgeschichte. Ein volles Vierteljahrhundert arbeitet er daran, still und unerschlafft, und auch dann noch muß sein Freund Ent es ihm förmlich abzwingen, damit es nur gedruckt werde.

„In der Beschränkung erst zeigt sich der Meister." Nach diesen zwei großen Entdeckungen hört er zu forschen auf und verwendet sein großes Vermögen zu allerhand wohlthätigen Zwecken.

Der große Harvey gab der Medicin keinen neuen Glauben, er gab ihr Wissen. Die Methode der Medicin war von nun ab keine speculative oder autoritative mehr, sondern es ward diese Wissenschaft nunmehr zur beobachtenden und experimentellen.

Der Weg zur Wahrheit aber gleicht der Springprocession zu Echternach, zwei Schritte vorwärts und einen zurück.

So ging es auch nach Harvey erst wieder eine Strecke bergab. Auf das exacte Forschen mittelst inductiver Methode, wie es im 17. Jahrhundert zum Glück der Wissenschaft Methode geworden, folgte das idealistisch denkende 18., mit einer theilweisen Rückkehr zu müßigen Speculationen in den Naturwissenschaften. Die Lücken der sinnlichen Erkenntniß füllte man mit Hypothesen und philosophischem Raisonnement aus. Es entstanden die medicinischen Systeme von Stahl, Friedr. Hoffmann, John Brown u. s. w. Doch hatte ein Harvey nicht umsonst gelebt, denn auch die exacte Forschung schritt vorwärts an Methode und Forschungsresultaten, und namentlich waren es zwei Fächer, in denen das 18. Jahrhundert die praktische Heilkunde bereicherte: die pathologische Anatomie, d. h. die Kenntniß des kranken Körpers, und die Diagnostik d. h. die Zeichenlehre der Krankheiten. Im Jahre 1761 erschienen gleichzeitig zwei epochemachende Bücher:

Morgagni's Werk über „den Sitz und die Ursache der Krankheiten durch die Anatomie erforscht",

und

„Auenbrugger's Büchlein über Diagnostik der Brustkrankheiten durch Percussion" (d. h. durch Beklopfung). Was hatten diese zwei Bücher zu bedeuten?

Es hatte die Anatomie, und namentlich die feinere Anatomie nach Vervollkommnung des Mikroskops (jene durch Vesal, Fallopia und Eustachius — diese durch Malpighi, Leeuwenhook und Swammerdam) zwar große Fortschritte gemacht, doch genügt es dem ärztlichen Wissen nicht, den Bau des gesunden Menschen zu kennen, auch die Krankheitsproducte im Körper Verstorbener muß der Arzt studiren, und schon Harvey that den Ausspruch:

„daß die Oeffnung eines an einer Krankheit Verstorbenen der praktischen Medicin mehr nütze, als die Section hundert Gehenkter."

Diese Wissenschaft heißt die pathologische Anatomie und ihr Schöpfer ward Morgagni.

Sein 1761 erschienenes Werk war das Resultat emsiger Forschungen. Nur beging er den Irrthum — den auch Neuere begingen —, daß er die Krankheitsrückstände als die Krankheits= ursachen betrachtete.

Ist es nun aber auch sehr ersprießlich, durch die Erforschung der in den Leichen sich darbietenden Veränderungen und durch ihre Vergleichung mit den während des Lebens beobachteten Erscheinungen ein vollständigeres Bild der Krankheitsvorgänge zu gewinnen, so müssen zunächst aber eben diese Krankheitserscheinungen, = Zeichen oder Symptome genau erforscht werden, um am Krankenbette rasch die eingetretene Krankheit erkennen, oder, wie der technische Ausdruck lautet, die Diagnose stellen zu können.

Man theilt die Krankheitszeichen oder Symptome ein in sub= jective und objective. Die subjectiven, vom Kranken selbst wahr= genommenen oder wahrnehmbaren (z. B. der Schmerz) sind be= greiflich viel unzuverlässiger (von der verschiedenen Wahrnehmungs= und Darstellungsgabe und Wahrheitsliebe abhängig) als die objectiven, vom Arzte selbst beobachteten, der vorurtheilsfrei und mit geübten Sinnen dem Kranken gegenübersteht.

Diese objectiven Symptome werden mit sämmtlichen Sinnen wahrgenommen, aber der Arzt hatte sich bis dahin größtentheils auf Gefühl und Gesicht beschränkt.

Im 18. Jahrhundert nimmt das Streben nach Erkenntniß der Herzkrankheiten die erste Stelle ein, und an diesem Beispiele wird Auenbrugger's Bedeutung am besten klar werden.

Anfangs glaubte man, das Herz als Sitz der Wärme könne überhaupt niemals erkranken.

Anfang des 17. Jahrhunderts kannte man von allen Herz= krankheiten nichts als das Herzklopfen.

Nunmehr fand man bei Sectionen allerhand Störungen am Herzen. 1722 stellte Lancisi sie zusammen und unterschied: Structur= fehler, mechanische Störungen und nervöse Affectionen des Herzens.

1748 begründete Albertini das Erkennen der Herzstörungen durch Auflegen der Hand, Verhalten der großen Schlagadern, des Athmens, und der Lage des Kranken im Schlafe.

Da erschien 1761 Auenbrugger's Werk. Er fügte die Percussion

(Beklopfung) als diagnostisches Mittel hinzu und stellte die so gewonnenen Ergebnisse sorgfältig mit denen durch die Leichenöffnungen erhaltenen Aufschlüssen zusammen, so daß die von ihm gewonnenen Resultate heute noch meist in Geltung sind.

Doch erlebte er selbst diese Anerkennung nicht. Mit Gleichgültigkeit, ja feindselig ward die neue Lehre aufgenommen. Der erste Mann, welcher ihre Bedeutung erkannte und öffentlich aussprach, war Albrecht von Haller (aus Bern, 1708—1777), wohl der größte Naturforscher und Arzt des 18. Jahrhunderts und zugleich ein wahrhaft großer Mensch!

A. v. Haller hat nicht nur eine Reihe sehr tüchtiger physiologischer und anatomischer Einzelforschungen und Entdeckungen gemacht, sondern mit seinem Riesenfleiß, colossalem Gedächtniß und großer kritischer Schärfe hat er alles vor ihm Geleistete gesammelt, das Falsche und Unbrauchbare ausgeschieden, das Zusammenhanglose genial verbunden und die vorhandenen Lücken durch eigene Arbeit möglichst ausgefüllt. In seinen großartigen Sammelwerken hat er 52,000 wissenschaftliche Werke ausgezogen, besprochen und beurtheilt, und das Verzeichniß aller seiner hinterlassenen Schriften zählt nicht weniger als 626 Nummern.

Wie noth thäte unserer Zeit mit ihrer Kräftezersplitterung ein solches medicinisches Sammel= und Sichtungs=Genie!

Haller war ein frommer Mann. „Je voudrais," sagte er, „si la chose était possible, passer à la postérité comme l'ami des hommes, aussi bien que comme l'ami de la vérité!"

Der Dichter wie der Naturforscher in ihm waren einig in bewunderndem Lobe des Schöpfers. „Aber," so fragt er trotzdem einmal, „verliert der Glaube denn wirklich etwas, wenn die bauenden Kräfte durch die Erfahrung der Natur zugeschrieben werden? Alle neuen Erfahrungen werden uns allemal zur Wahrheit führen und diese zu Gott." Ewig denkwürdige Worte! —

Hatte der große Haller aber auch eine neue Epoche der Physiologie und Heilkunde, die der Beobachtung und des Experiments vollkommener als die früheren heraufgeführt, so war doch auch er der Sohn seiner Zeit, und dem gegenwärtigen Standpunkte der Heilkunde gegenüber sind viele seiner Anschauungen unrichtig und seine Methode unvollkommen.

Er verschmähte den Gebrauch stärkerer Mikroskope, weil er sie für trügerisch hielt, deshalb kannte er den feineren Bau der thierischen Gewebe noch nicht, kannte nicht die feinen Nerven des Muskels, nicht die Nervenganglien im Herz und Darm. Deshalb irrte er in seiner sogen. Irritabilitäts=Lehre. Er beseitigte die Lehre von den Bewegungen der Nerven und den Lebensgeistern in ihnen dauernd, aber er kannte nicht ihren Einfluß auf die Muskel= zusammenziehung.

So richtig er ferner auch die Mechanik der Athmung erklärte, ihre physiologische Bedeutung konnte er noch nicht wissen, da erst nach ihm Lavoisier den Sauerstoff entdeckte.

Während uns das Bewußtsein von Kindesbeinen an eingeimpft scheint, die Grundform des menschlichen und thierischen Leibes sei die Zelle, nahm er die Faser als deren Grundform an, die nach seiner Meinung aus einem Gemisch von Oel und Wasser, mit Erde, Eisen und Luft beständen, welche zusammen Gallerte bildeten. So finden sich bei ihm der Irrthümer gar manche noch und Un= kenntniß in vielen medicinischen Dingen, die der Jetztzeit bekannt und geläufig sind. Wir eilen derselben nunmehr zu.

Immer schnelllebiger wird nun die Zeit, Erfindung drängt sich auf Erfindung, eine Theorie, ein System jagt das andere. Idealistische Richtung wechselt noch mehrfach mit materialistischer, und Speculation mit Empirie.

Aber mehr und mehr reift doch die Erkenntniß, daß die Heil= kunde sich nicht erdenken und erdichten, sondern nur erfahren und erforschen läßt.

Noch einmal sollte jedoch die philosophirende Richtung in der Medicin zu starker Geltung kommen.

Es war nach den Befreiungskriegen und der sich bald daran anschließenden Reaction, daß gerade die Besten und Reinsten unter den Deutschen an Politik verzweifelnd, in Wissenschaft und Philo= sophie Ersatz und Trost suchten für die Noth des öffentlichen Lebens. An Kant's kategorischem Imperativ richteten sich die Gedrückten auf und begeisterten sich an Schelling's großartiger Auffassung von Wissenschaft und Leben. Das System des Arztes Schelling aber hatte auf Natur= und Heilkunde einen mächtigen Einfluß.

Unter seiner Anregung entstand die sogenannte naturphilo= sophische Schule. — Diese wollte das bloße Denken an Stelle der Beobachtung setzen oder letztere wenigstens unterordnen, und

erging sich in den wunderlichsten Definitionen von Leben, absolutem
Leben, Gesundheit u. s. w., speculirte über Electricität, Magnetis=
mus, Polaritäten und Indifferenzen u. s. w. Doch pflegte sie
daneben auch auf eine noch heute fruchtbar nachwirkende Weise die
Physiologie sammt Entwickelungsgeschichte, die Anthropologie, die
vergleichende und mikroskopische Anatomie.

Die große Macht dieser Schule, sowie Franzosenhaß ließen
uns Deutsche nicht beobachten, was unterdessen in Frankreich auf
dem Gebiete der Naturwissenschaften und Heilkunde vorgegangen war.

Die französische Revolution hatte einen großen Revolutionär
auf medicinischem Gebiete gezeugt: Bichat (1771—1802). Im Zeit=
raum von nur fünf Jahren, welche ihm nach vollbrachter Lehrzeit
bis zu seinem frühen Tode vergönnt waren, hat dieser Mann eine
vollständige Umwälzung in der Heilkunde hervorgebracht durch die
Begründung der Gewebelehre, auf welcher Physiologie und Patho=
logie der Gegenwart noch beruht. Er erkannte die Bedeutung der
Gewebelehre in ihrem vollen Umfange und stellte ihren makrosko=
pischen Theil in allen wesentlichen Punkten fest. Das Mikroskop
achtete er als subjectiver Auffassung und Täuschungen zu weit
Raum gebend, weniger.

Ein Kind der französischen Revolution war ferner die Pariser
pathologisch=anatomische Schule. Gleich den Politikern der
damaligen Zeit verachtete sie die Geschichte ihrer Wissenschaft. Mit
ihrer Schule, meinte sie, beginne erst die wahre Heilkunde. Durch
ihre Anschauung, daß jeder Theil des Körpers sein eigenthüm=
liches Leben besitze, beförderte sie einen Specialismus, unter dem
wir heute noch leiden. Durch ihren Dünkel, die wahre und einzige
Grundlage der praktischen Krankenbehandlung zu sein, begünstigte
sie Skepticismus und Nihilismus. Dagegen hat diese Richtung die
exacte Forschung mächtig angeregt.

Zunächst auf dem Gebiete der Diagnostik oder Krankheits=
erkenntniß. Corvisart brachte den fast vergessenen Auenbrugger
wieder zu Ehren, Lännek erfand die Auskultation (Behorchung).
Kurz, eine Menge neuer Entdeckungen zeugte die exacte Forschungs=
methode Frankreichs, während Deutschland noch in den Armen der
Naturphilosophie schlummerte.

Da endlich, um das Jahr 1830, schlug auch in Deutschland
die ideale, speculative Richtung in eine realistische, materielle,

inductiv vorgehende um. Es war die Zeit, „wo der Zollverein ent=
stand, wo Gewerbvereine allerorts gegründet, Eisenbahnen gebaut
wurden, wo der Handel blühte und man fleißig betrieb, was dem
Leben nützte".

Damals wurde in der Heilkunde Deutschlands die exacte Methode
Frankreichs voll und ganz eingeführt. Drei Klinikern gebührt das
Hauptverdienst dieser Einführung: Nasse, Krukenberg und vor
allem Schönlein. Letzterer namentlich suchte die Heilkunde durch
Bearbeitung derselben nach dem Muster und der Methode der Natur=
forschung zu dem Rang einer exacten Wissenschaft zu erheben: Er
untersuchte seine Kranken mit allen Hülfsmitteln der physikalischen,
mikroskopischen, chemischen und pathologisch=anatomischen Diagnostik,
während er in der Therapie ziemlich energisch vorging. Dieser
Richtung, die naturhistorische Schule genannt, gebührt das
Verdienst, die Einseitigkeit des aus der Ueberschätzung der patho=
logischen Anatomie entsprungenen Lokalisations=Princips dargethan
und auf die allgemeinen Verhältnisse der wichtigsten Krankheiten
hingewiesen zu haben.

In den letzten Jahrzehnten hat die sogenannte Cellular=
Pathologie Virchow's, d. h. die Anschauung, daß die organische
Einheit des Körpers die Zelle sei und alle Thätigkeit des Lebens
beim Kranken wie beim Gesunden von der Zelle ausgehe, Theorie
und Praxis beherrscht.

Was seitdem die Medicin an neueren Richtungen und Theorien
gebracht hat, ist keine totale Umwälzung mehr, sondern nur leichte
Verschiebung, größere Betonung und Hervorhebung einzelner Dis=
ciplinen der medicinischen Mutterwissenschaft.

Inductive Forschung, nur sehr vorsichtiger Gebrauch der Phan=
tasie und der Synthese, Heranziehung und Benutzung sämmtlicher
naturwissenschaftlicher Fächer, das ist das Gepräge der jetzigen
Heilkunde, die sich mit Recht naturwissenschaftliche Medicin
nennt.

Die reichen Entdeckungen der Neuzeit in allen Wissenschaften,
in Physik, Chemie, Botanik, Zoologie u. s. w., sie müssen alle dazu
dienen, menschliche Leiden zu heilen oder zu mindern. So hat
uns die neueste Zeit die Thermometer=Messungen, die Wasserkuren,
Gymnastik und Massage gebracht, die Anwendung der Electricität,
bessere Benutzung der Heilquellen und deren künstliche Nachahmung,

Beseitigung alter, Einführung neuer Heilmittel (des Jods, der Chinarinde, vieler Alkaloide, neuer Narkotica 2c.) und neuer Heilmethoden (der subcutanen Injection, der Inhalation, der pneumatischen Medicin u. s. w.).

In allerneuster Zeit legt man, und gewiß mit Recht, das Hauptgewicht auf die Verhütung von Krankheiten, auf die Gesundheitspflege oder Hygiene. Und da man annehmen zu dürfen glaubt, daß gerade die verheerendsten Krankheiten, nämlich die epidemischen und ansteckenden, auf Einwanderung von Bacterien oder Spaltpilzen in den menschlichen Körper beruhen, so ist die Bacterienforschung jetzt ganz besonders rege geworden. Und wie ein glücklicher Zufall uns in der Einimpfung der Kuhpocken ein treffliches Vorbeugungsmittel gegen eine der schlimmsten Seuchen, gegen die Blattern oder Pocken, finden ließ, so sucht auch auf wissenschaftlich-experimentellem Wege die heutige Heilkunde nach Impfmitteln auch gegen andere ansteckende, sogen. Infections-Krankheiten, und es scheint, daß sie gegen gewisse Infections-Krankheiten der Thiere (Milzbrand und Hundswuth), die aber auch Menschen befallen können, solche wirksame Impfmittel bereits gefunden hat. Glück auf bei diesem Wege! —

Je mehr wir erforschen und erkennen, desto weiter dehnt sich freilich vor uns der Weg, der zur Erkenntniß der Wahrheit führt. Volle Wahrheit ist, wie Lessing sagt, für Gott allein. Doch sich ihr nähern zu dürfen, Freude des Forschers; sowie die Grenzen des Erforschbaren bescheiden einzugestehen, Merkmal des großen Gelehrten! —

v. Helmholtz sagt einmal: „Wir haben alle Ursache, mit dem Erfolge der Behandlung zufrieden zu sein, die der Medicin die naturwissenschaftliche Schule hat angedeihen lassen. Ein metaphysischer Schluß ist entweder ein Trugschluß oder ein versteckter Erfahrungsschluß, und 2000 Jahre hat, von der Speculation irre geführt, die Medicin in der Irre herumgetappt. Mit der naturwissenschaftlichen inductiven Methode kommen wir freilich nie zur unbedingten Wahrheit, aber doch zu so hohen Graden der Wahrscheinlichkeit, daß sie practisch der Gewißheit gleichsteht."

Und trotz dieser natürlichen Grenzen haben wir doch alle Ursache, auf unsere bisherigen Erfolge freudigen Stolzes zu blicken. Du Bois-Reymond ruft einmal begeistert aus:

„Es sind jetzt gefesselt die Würgengel, Pocken, Pest und Scorbut. Lister's Verband wehrt den schleichmörderischen Sonnenstäubchen den Zutritt zu den Wunden des Kriegers und das Chloral breitet die Fittige des Schlafgottes über die gequälteste Seele!" —

Du aber, geehrter Leser, tritt nun einmal mit mir ein in den neuen Tempel des Aesculap, sieh', wie es heute da drinnen ausschaut und lerne ihn kennen, zu deiner Belehrung und zu deinem Nutzen

den Geist der heutigen Medicin.

II.

„Wie alles sich zum Ganzen webt,
Eins in dem andern wirkt und strebt,
Wie Himmelskräfte auf= und niedersteigen
Und sich die goldnen Eimer reichen!"

Die Medicin oder Heilkunde beschäftigt sich mit der Verhütung und Verheilung menschlicher Krankheiten und Gebrechen, und ist nach ihrer theoretischen Seite hin Wissenschaft, ihrer praktischen Richtung nach Kunst. Da nun jede Wissenschaft und Kunst außer der Kenntniß ihrer geschichtlichen Entwickelung zunächst das Substrat genau kennen lernen muß, mit dem sie sich theoretisch beschäftigen und an dem sie ihre Kunst praktisch ausüben will, so muß auch die Heilkunde und Heilkunst zuvörderst den Gegenstand ihrer Heil= bestrebungen, und das ist der menschliche kranke Leib, seiner Structur und seinen Functionen nach, genau studiren und kennen.

Nun sind aber, wie wir sehen werden, Krankheit und Gesundheit eng verwandt, und im kranken Körper die Zusammensetzung und die Lebensthätigkeit ganz ähnlich wie im gesunden. Es sind daher unerläßliche Grundlagen der Heilkunde die Wissenschaften, welche den Bau, die chemische Zusammensetzung und die Lebensäußerungen des normalen, gesunden Menschen lehren, also Anatomie, Physio= logie und physiologische Chemie.

So selbstverständlich das ist, so wenig ist es allgemein bekannt. Verfasser hat erst unlängst in Berlin einen Redner aussprechen hören, „daß Anatomie und Physiologie zwei schöne Dinge wären, man aber (das sollte wohl heißen: er) auch ohne ihre Kenntniß Kranke mit Erfolg behandeln könne". Und dieser Unsinn wurde von einer vollen Versammlung lebhaft applaudirt! —

Statt einer Schilderung all' des Nutzens dieser Wissenschaften,

der schon ausgedrückt ist in jenem alten Satz sokratischer Lebens=
weisheit: γνῶθι σεαυτόν, d. h. „Erkenne dich selbst", erinnere ich
hier nur noch an einen sinnigen Spruch, der über einem Hörsaal
der Anatomie zu Paris stand und lautete: „Hic locus est, ubi mors
gaudet succurrere vitae", d. h. „Hier ist der Ort, wo der Tod sich
freut, dem Leben zu nützen".

Die Anatomie des Menschen ward, wie wir bereits gehört
haben, erst von Vesal (Mitte des 16. Jahrhunderts) ausgebildet,
tieferes und genaueres Eindringen aber in die Structur unseres
Körpers erst möglich durch die Erfindung des Mikroskops, an dessen
Verbesserung wir nun schon bald drei Jahrhunderte arbeiten. Während
die gröbere Anatomie für ziemlich abgeschlossen angesehen werden
darf, werden auf dem Gebiete der mikroskopischen Anatomie auch
heute noch mittelst besserer Linsensysteme, besserer Beleuchtungs=
apparate und neuer Methoden der Färbungen von Präparaten
immer neue, wichtige Entdeckungen gemacht.

Besonders aber war eine Entdeckung neuerer Zeit epochemachend,
und gilt heute noch in der Pathologie, d. h. der Lehre von den
Krankheiten, als Grundlage. Das war die Entdeckung Schwann's
(1839), daß die Elementarform für den menschlichen Körper (wie
auch für die übrige gesammte Thierwelt) die Zelle sei. Der ganze
Körper ist eine Zusammenfügung von Millionen mikroskopisch kleiner
Zellen. Was hat man unter solchen zu verstehen? Die Definition
einer Zelle, speciell einer Thierzelle, hat je nach wechselnden An=
schauungen mehrfach geschwankt, hauptsächlich aber ist der Begriff
einer solchen enger geworden. Während Schleiden, der 1838 nach=
gewiesen hatte, daß alle Theile der Pflanzen aus Zellen beständen,
an jeder solchen vier Bestandtheile unterschied, nämlich die Hülle,
den Inhalt, den Kern und das Kernkörperchen, haben sich neuester
Zeit die Gelehrten dahin geeinigt, zu sagen: Zu einer Zelle gehöre
wesentlich nur zweierlei: 1. ein Kern und 2. ein Zellenleib,
den man aus dem sogenannten Protoplasma zusammengesetzt sein
läßt. Die Thier= und Menschenzelle ist demnach ein verschieden
geformtes, kleines, fast immer nur mit Vergrößerungsmitteln sicht=
bares Gebilde, welches wesentlich aus einem Kern und aus Proto=
plasma besteht.

Dieser Kern, bald mehr kugelrund, bald mehr eiförmig ge=
staltet, ist kein einfaches Bläschen mit flüssigem Inhalte, wie man

bis jetzt meinte, sondern besitzt einen complicirteren Bau, eine Art Netzwerk.

Das Protoplasma (der Zellenleib) ist eine gleichmäßig helle (homogene) oder feinkörnige, eiweißartige Masse von complicirter chemischer Zusammensetzung und hat, wie wir später genauer sehen werden, die merkwürdige Eigenschaft, Substanzen auszuscheiden, die

Zelle mit a. Kern, b. Zellenleib (Protoplasma), hier feinkörnig.

Zellen mit a. Kern, b. Kernkörperchen, c. homogenem Protoplasma, d. Hülle.

Zellenkern mit Kernkörperchen und Netzwerk.

dann zwischen den Zellen gelagert, Zwischenzellensubstanzen oder Intercellularsubstanzen genannt werden.

Es ist hauptsächlich R. Virchow's Verdienst, nachgewiesen zu haben, daß alle Gewebe des Körpers Zellen besitzen oder wenigstens anfangs besessen haben, aus denen die übrigen Gebilde der Gewebe hervorgegangen sind. Und während Harvey's große Entdeckung lautete: Omne animal ex ovo, d. h. Jedes Geschöpf entsteht aus einem Ei, einer Eizelle (nicht durch Urzeugung), stellte Virchow die

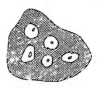

Zellen mit (von ihnen ausgeschiedener) Zwischenzellensubstanz.

a. rothe, b. weiße Blutzelle.

weitere Behauptung auf: Omnis cellula e cellula, d. h. Jede Zelle stammt von einer anderen Zelle, alle Structurtheile, die wir im Körper gewahren, sind aus Zellen hervorgegangen.

Die Figur der Zelle ist nun mannigfach verschieden, und unterscheidet man deren 5 Arten, nämlich:

1. Solche, welche mehr oder weniger der Kugelform nahe kommen, sogen. Rundzellen, sich da findend, wo dem Wachsthum

unb der Entwickelung der Zelle von keiner Seite Gewalt an=
gethan wird, dieselbe sich also nach allen Richtungen hin frei
ausdehnen konnte.

Daher gehören zu den Rundzellen z. B. solche Zellen, welche
frei in einer Flüssigkeit schwimmen (die Zellen des Blutes, der
Lymphe, auch Blut= resp. Lymphkörperchen genannt) oder inmitten
weicher Organe gelegen sind (z. B. Leberzellen, Lungenbläschen). —

Plattenzellen der Oberhaut (von
der breiten Fläche gesehen).

Cylinderzellen der Schleimhaut.

Wird ein Druck von zwei Seiten ausgeübt, z. B. bei der Haut,
von außen durch äußeren Druck, von innen durch den Nachschub
neuer Zellen, so entstehen

2. sogen. Plattenzellen, wie sie sich eben z. B. in der äußersten
Hautschicht der Oberhaut oder Epidermis finden;

3. eine dritte Art nennt man Cylinderzellen, Zellen kegel=
förmiger Gestalt, die man auf der Oberhaut der Schleim=
häute trifft. Eine sehr interessante Unterart derselben sind
die Flimmer= oder Wimperzellen, Cylinderzellen, auf deren
freiem Ende feine Härchen (15—20 ca.) aufsitzen, die während
des Lebens sich in fortwährend schlagender Bewegung befinden;

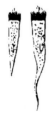

Cylinderzellen mit Wim=
pern (Flimmerzellen).

Spindelzellen (aus dem Binde=
gewebe einer Sehne).

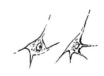

Nervenzellen.

4. bei einer vierten Gattung besitzt die Zelle nach zwei entgegen=
gesetzten Seiten spitze Ausläufer und wird dadurch zur Spin=
delzelle (z. B. im Bindegewebe), während

5. Sternzellen schließlich solche Zellen sind, die sternförmig nach
verschiedenen Richtungen hin Fortsätze zeigen, z. B. die
Nervenzellen.

Diese Form-Elemente des animalen Organismus verbinden sich nun im Körper zu Geweben, indem Zellen einer bestimmten Art, oder in einer bestimmten Anordnung, oder in einer bestimmten Beschaffenheit der vom Protoplasma ausgeschiedenen Intercellularsubstanz zusammentreten.

Ziemlich einfach ist der Körper in geweblicher Hinsicht construirt, denn wir unterscheiden nur 4 Hauptarten solcher Gewebe: 1. das Epithelial-Gewebe, 2. das Stützgewebe, 3. das Muskel- und 4. das Nervengewebe.

I. Das Epithel-Gewebe bedeckt die Oberfläche der Haut, sowohl der äußeren Haut wie auch die der Schleimhäute im Innern des Körpers. Da nun aber, wie die Entwickelungsgeschichte nachweist, aus Haut und Schleimhaut sowohl alle Drüsen, als auch die Sinneswerkzeuge hervorgehen, so finden wir auch in diesen beiden Gebilden das Epithel-Gewebe wieder.

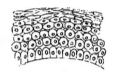

Mehrschichtiges Pflasterepithel (nach außen mit immer platteren Zellen).

Einschichtiges Epithel der Netzhaut, aus sechigen Pigmentzellen bestehend.

Dasselbe besteht fast nur aus Zellen, die durch eine Art KittSubstanz aneinander haften und keine oder fast keine ZwischenzellenSubstanz zwischen sich haben. Die Zellen des Epithel-Gewebes enthalten einen oder mehrere Kerne und eine deutliche Zell-Umhüllung (Zell-Membran).

Man unterscheidet der Gestalt nach zwei Hauptgruppen von Epithel: 1. Pflaster- oder Platten-Epithel und 2. CylinderEpithel und bei beiden Formen einschichtiges und mehrschichtiges.

Mehrschichtiges Pflaster-Epithel überzieht die äußere Haut, einschichtiges findet sich z. B. an der Netzhaut des Auges mit regelmäßig sechseckigen Zellen, welche durch im Protoplasma abgelagerte dunkle Körner (sog. Pigment) dunkel gefärbt sind, eine Eigenschaft derselben, welche zum Sehen nothwendig ist.

Cylinder-Epithel zeigt von der Fläche gesehen manchmal eine ähnliche regelmäßige Mosaik. In der Seitenansicht gewahrt man aber, daß die Zellen die Form spitzer oder abgestumpfter Kegel haben mit der Basis nach der Oberfläche zu. Es findet sich beson= ders im Verdauungs=Canal.

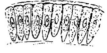

Cylinderepithel (vom Dünn= darm).

II. Zum Stützgewebe rechnet man

1. das sogen. Bindegewebe, ein sich in großer Verbreitung im Körper vorfindendes und Abtheilungen anderer Gewebe oft verbindendes und stützendes Gewebe,

2. Knorpel= und

3. Knochen=Gewebe,

deren den ganzen Körper stützende Eigenschaften in die Augen springen.

Diese drei auf den ersten Blick sich sehr verschieden ausneh= mende Gewebe haben doch das gemeinsam, daß bei ihnen allen die Zellen der Masse nach in den Hintergrund, dagegen die Zwischen= zellensubstanz an Quantität in den Vordergrund tritt (im starken Gegensatz zum Epithel=Gewebe). Auch zeigen sie darin ihre Ver= wandtschaft unter sich, daß sie im Laufe der Entwickelung sich viel= fach in einander umbilden. Die Zwischenzellensubstanz, obwohl wie immer, so auch hier ein Product der Zellen, ist doch bei diesem Gewebe der functionell wichtigere Theil.

1. Beim Bindegewebe ist nun diese Zwischen= zellensubstanz weich, die Zellen sind so klein und vereinzelt, daß man sie früher ganz übersehen hatte und erst Virchow sie entdeckte. Man unterscheidet

a. durchsichtiges (homogenes) Bindegewebe, die embryonale Form, welche sich beim er= wachsenen Menschen nur noch im Glaskörper des Auges findet;

b. faseriges Bindegewebe, welches, wenn es gekocht wird, Leim giebt.

Es zerfällt wieder in lockeres und straffes.

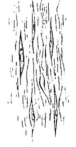

Faseriges Binde= gewebe mit Zellen.

α. Das lockere Bindegewebe (Bindegewebe im engeren Sinne, früher auch Zellgewebe genannt), umhüllt die Organe, begleitet Adern und Nerven, dringt mit diesen in das Innere der Organe ein und trennt deren einzelne Abtheilungen. Virchow wies nach, daß durch die mittelst Ausläufer mit einander zusammenhängenden Zellen dieses vielverbreiteten Gewebes giftige Stoffe gern weiter=kriechen.

In diesem lockeren Bindegewebe kommen nun noch zwei andere wichtige Bestandtheile zuweilen vor, nämlich: elastische Fasern und Fett.

Beimengung elastischer Fasern macht das Binde=gewebe dehnbar, eine Eigenschaft, die z. B. in der Arterien=

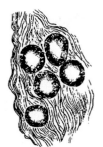

wandung deshalb sehr wichtig ist, weil diese sich ihrer quantitativ wechselnden Füllung mit Blut anzupassen hat.

Fett findet man im Bindegewebe in kleinen Träubchen angehäuft, und bildet dasselbe neben seiner auspolsternden Eigenschaft zugleich eine Vorrathskammer an Ernährungs = Material, welche beim Mangel an solchem zuerst in Anspruch genommen wird. Bei mikroskopischer

Bindegewebe mit Fettzellen. Betrachtung sieht man, wie das Fett sich in den Zellen des Bindegewebes sammelt und zwar zuerst in Form kleiner Fettkörnchen, die sich bei Vermehrung zu größeren Fetttropfen vereinigen, die Zellen=wand ausdehnen, den Zellenkern dabei an die Wand drängen

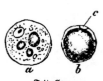

und unsichtbar machen. Nach Schwund des Fettes kommt der Kern aber wieder zum Vorschein und seine Zelle nimmt die ursprüngliche Gestalt wieder an.

β. Dem lockeren Bindegewebe ent=gegen steht das sogen. straffe Binde=gewebe, das die Sehnen der Muskeln, allerhand Bänder und straffe Häute (Aponeurosen) bildet, sich durch Festig=

Fettzellen.
Bei a kleine Fetttröpfchen in einer Zelle; bei b der Kern der Zelle c durch einen großen Fetttropfen an die Zellenwand gedrückt.

keit, weiße Farbe und Atlasglanz auszeichnet. Es kann ebenfalls elastische Fasern enthalten.

2. Die zweite Abtheilung des Stützgewebes bildet das Knorpelgewebe, dem Bindegewebe am meisten verwandt. Am

jungen Knorpel läßt sich vortrefflich studiren, wie sich Zellen durch Theilung vermehren und wie sie, Zwischensubstanz aussondernd, weiter und weiter von einander rücken. Diese Zwischenzellensubstanz hat die bekannte Knorpelhärte und giebt beim Kochen den Knorpelleim (das Chondrin).

Auch die Knorpelzellen hängen, wie die des Bindegewebes, durch feine Ausläufer mit einander zusammen, wodurch der Knorpel, dem Blutgefäße meist abgehen, Nährsaft in sich aufnehmen kann.

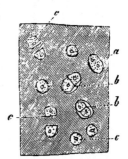

Hyaliner Knorpel mit Knorpelzellen, an denen man die Zellentheilung in verschiedenen Stadien sieht. Bei a Theilung der Kerne; bei b zwei junge Zellen, von der Hülle der Mutterzellen noch umgeben; bei c die jungen Zellen schon mehr oder weniger weit auseinander gerückt.

Die Unterabteilungen des Knorpelgewebes sind ganz analog denen des Bindegewebes. Entweder nämlich ist die Intercellularsubstanz durchsichtig, welche Knorpel man Hyalin-Knorpel nennt (sie kommen vor bei den größeren Knorpeln in der Luftröhre, denen der Gelenke, Rippen, Nase u. s. w.) oder sie ist faserig (Faserknorpel). Dazu gehören z. B. die Zwischenwirbelknorpel.

Drittens kann sie elastische Fasern enthalten (elastischer Knorpel).

Derselbe sieht gelblich aus und findet sich an der Ohrmuschel, der Ohrtrompete, dem Kehldeckel u. s. w.

Endlich kann Knorpel, indem sich, wie häufig bei älteren Leuten geschieht, Kalksalze in der Intercellularsubstanz ablagern, verkalken.

Im Embryo bildet Knorpel den Vorläufer für das Knochengewebe, die dritte und letzte Abtheilung des Stützgewebes.

3. Auch am Knochengewebe unterscheidet man Zellen (durch sie verbindende Ausläufer ein reiches Hohlraumsystem bildend) und Zwischenzellensubstanz, welch' letztere chemisch aus Leim und Kalk besteht.

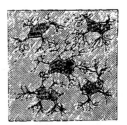

Knochenzellen mit ihren einander verbindenden Ausläufern.

Legen wir einen Knochen längere Zeit in Salzsäure, so löst diese den Kalk auf und es wird der dann nur noch aus Leim bestehende Knochen biegsam. Eine Verminde=

rung des Knochenkalkes kommt auch in der Natur vor, nämlich bei der sogen. englischen Krankheit (Rhachitis). Auch hier werden die Knochen weich und biegsam. Daher die krummen Beinchen rhachitischer Kinder, ihr seitlich eingedrückter Brustkasten (Hühnerbrust), ihr oft weicher Hinterkopf, welcher, wenn er gedrückt wird, die Ursache der bei diesen Kindern so häufigen Krämpfe abgiebt.

Glüht man Knochen, so verbrennt der Leim und es bleibt nur der Kalk in der Form des Knochens zurück.

Die Verwandtschaft dieser drei Formen des Stützgewebes geht nun auch daraus hervor, daß sowohl Bindegewebe wie Knorpelgewebe verknöchern kann.

Epithel- und Stützgewebe faßt man, weil sie der Ernährung dienen und auch bei den Pflanzen vorkommen, unter dem Namen der vegetativen Gewebe zusammen, während Muskel- und Nervengewebe, welche dem Thierreich eigenthümlich sind, animale Gewebe genannt werden. Sie sind als höher organisirte Gewebe zu betrachten und haben auch höhere Functionen. Auch gehen sie nicht aus einander hervor, sondern sind Kinder Einer Mutter und im Leben auf einander angewiesen.

III. In den Formelementen des Muskelgewebes ist der größte Theil des Protoplasma in eine eigenthümliche contractile (d. h. auf Reize zusammenziehungsfähige) Substanz umgewandelt.

Diese Contractilität äußert sich im Leben nur auf Reize, die den Muskeln durch mit ihnen verbundene Nerven übertragen werden, und geht stets in einer bestimmten Richtung vor sich.

Es finden sich nun im thierischen Körper Muskelgewebe in zwei verschiedenen Formen vor: als glattes und als quergestreiftes.

Das glatte Muskelgewebe besteht aus mehr oder weniger langen, spitz auslaufenden Zellen und kommt vor in den Wänden der Blutgefäße, des Darms rc. Alle Muskeln, die aus glattem Muskelgewebe bestehen, contrahiren sich relativ langsam (20—30 *mm.* pro Sec.).

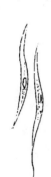

Zellen des glatten Muskelgewebes.

Das quergestreifte Muskelgewebe dagegen besteht aus feinen Fasern, den sogen. Muskelprimitivfasern. Eine jede solche ist keine einzelne Zelle mehr, sondern ein Complex von Zellen, an dem man aber die Kerne der sie zusammensetzenden

Zellen noch unterscheiden kann. Quergestreift heißen sie, weil man an ihnen unter dem Mikroskope eine feine Querstreifung wahrnimmt.

Die quergestreifte Muskelfaser ist als ein höher organisirtes Gebilde als die glatte aufzufassen und tritt uns hier zum ersten Male die Erscheinung entgegen, daß sich aus einer Summe von Zellen ein einheitliches Gebilde höherer Ordnung heraus entwickelt.

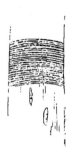

Quergestreifte Muskelfaser (die Streifung nur theilweise gezeichnet) mit drei Zellenkernen.

Quergestreifte Muskeln sind alle Skelettmuskeln, welche das eigentliche Fleisch bilden. Dann noch die Muskulatur des Herzens und Zwerchfells. Sie alle vermögen sich auf Willensimpulse zusammenzuziehen (außer dem Herzmuskel) und contrahiren sich bedeutend rascher als die glatten Muskeln (10—13 m. pro Sec., also ca. 500 mal so schnell als die glatten).

NB. Das Herz hat eine Ausnahmestellung. Es muß schnell arbeiten, sich in der Minute 60—80, ja 200 mal zusammenziehen können und doch unabhängig vom Willen sein. Deshalb besteht es, wenigstens größtentheils, zwar aus quergestreiften Fasern, die aber in ihrer anatomischen Anordnung eine Mittelstellung zwischen den beiden Formen des Muskelgewebes einnehmen.

IV. Das Nervengewebe endlich fesselt ganz besonders unser Interesse, weil es des Menschen (und Thieres) seelische Thätigkeiten vermittelt, weil in ihm jener wunderbare Übergang vom Stoff zum Geist geschieht, in welchem Du Bois-Reymond eins seiner Welträtsel erblickt.

Am Nervengewebe unterscheiden wir zwei Formbestandtheile: Einzelne Zellen (Nervenzellen oder auch Ganglienzellen genannt) und Nervenfasern, welch' letztere wir gleich der quergestreiften Muskelprimitivfaser als hervorgegangen aus einer Zusammenfügung von Zellen zu betrachten haben. Wir kennen, beiläufig bemerkt, zwei Arten von Nervenfasern, nämlich einfach und doppelt contourirte.

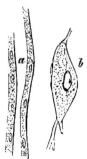

a. Zwei Nervenfasern mit Zellenkernen; b eine Nervenzelle mit in Nervenfasern übergehenden Fortsätzen.

Die Nervenzellen sind Bläschen von sehr verschiedener Größe (die größeren messen 0,01—0,09 mm.). Sie haben körnigen Inhalt,

einen kugeligen Kern und ein in letzterem befindliches, deutliches
Kernkörperchen. Sie sind von spindel- oder sternförmiger Gestalt,
indem sie ein, zwei oder mehr Fortsätze haben. In ihnen ist der
eigentliche Sitz der Seele zu suchen. Alle geistige Thätigkeit findet
ausschließlich in Nervenzellen statt, wir haben freilich von dem „Wie"
keine Ahnung.

Die eben erwähnten Fortsätze der Nervenzellen setzen sich nun
in Nervenfasern fort, welche, Telegraphendrähten ähnlich, der Fortleitung dienen. Jede einzelne Nervfaser pflanzt den Zustand von
Erregung, welchen sie durch einen Reiz erhält, durch ihre ganze
Länge fort. Der Vorgang ist indessen kein electrischer, wie beim
Telegraphen. Die Fortpflanzungsgeschwindigkeit der Nervenfaser
ist vielmehr erheblich geringer, als die telegraphische (bei der Electricität nämlich beträgt sie 1300 Millionen Fuß pro Secunde, beim
menschlichen Nerven nur 90 Fuß in gleicher Zeit, eine hier genügende
Schnelligkeit, da es sich bei der menschlichen Nervenleitung ja nur
um geringe Längendimensionen handelt).

Der Effect, welchen die Nervenfaser durch ihren Erregungs-
zustand hervorbringt, ist nun ein ganz verschiedener und von den
Gebilden abhängig, mit welchem die Nervenfaser an ihren End-
punkten zusammenhängt. Je nach der Art dieser Endigungen unterscheiden wir mehrere Arten von Nerven (jeder Nerv ist ein Complex von Nervenfasern und bildet einen mehr oder weniger dicken
Strang).

Gewisse Nerven hängen nämlich an ihrem einen Ende mit
Nervenzellen zusammen und an dem andern mit Apparaten (ein-
facher oder complicirter Construction), welche zur Aufnahme von
Reizen allgemeiner oder specifischer Natur geeignet sind. Solche
Reize sind z. B. Druck, Lichtwellen, Schallwellen u. s. w. Die
durch solche Reize erregte Nervenfaser pflanzt ihren Erregungs-
zustand bis zur Nervenzelle fort und erzeugt dort eine Empfindung.
Solche Nerven nennt man daher Empfindungsnerven (von denen
die Sinnesnerven einen Theil bilden).

Da die Nervenzelle im Vergleich zum Endapparat central liegt,
so sagt man auch: Empfindungsnerven leiten centripetal, d. h. zum
Centrum hin.

Andere Nerven dienen einer Leitung, welche centrifugal, d. h.
vom Centrum weg, wirken soll. Hier ist das centrale Ende gleich-

falls mit Nervenzellen verknüpft, das peripherische dagegen entweder mit Muskelfasern oder mit Drüsen.

Hängt ein solcher Nerv mit einem Muskel zusammen, so bewirkt der von der Nervenzelle ausgehende Reiz in diesem Muskel eine Contraction (Bewegungsnerven, motorische Nerven). Hängt er mit einer Drüse zusammen, so ist der Effect: Drüsenabsonderung (secretorische Nerven).

Eine dritte Nervenclasse endlich verbindet Nervenzellen unter-einander (intercentrale Nerven).

Die Nervenzellen liegen immer in Gemeinschaft, entweder zu großen Mengen angehäuft in den sogen. Centralorganen des Nerven-systems (dem Gehirn und Rückenmark) oder zu kleinen Mengen und dann mehr oder weniger große, zerstreut liegende Knoten (Nerven-ganglien) bildend.

Von diesen Geweben nun, die wir eben betrachtet haben, ver-binden sich mehrere mit einander zu scharf begrenzten Gebilden von bestimmter Gestalt und Thätigkeit. Solche einem bestimmten Zweck dienende und aus verschiedenen Geweben zusammengesetzte, aber wieder eine Einheit höherer Ordnung darstellende Verbindungen nennen wir Organe. Lunge, Magen z. B. sind Organe. In der Lunge finden wir sämmtliche Gewebsarten vor: Epithel als einen Überzug der Lungenbläschen und Adern, Bindegewebe in der Be-gleitung von Adern und Nerven, Muskelfasern in der Wandung der Lungenarterien, Nervengewebe in den Lungennerven.

Verbindungen noch höherer Ordnung endlich sind die Organ-systeme. Es vereinigen sich dann nämlich mehrere Organe zu einem gemeinsamen Zweck.

Mund, Speiseröhre, Magen, Darm und Leber bilden das Verdauungssystem.

Nase, Kehlkopf, Luftröhre und Lungen das Athmungs-system.

Die Knochen mit den Bändern das Skelettsystem (den pas-siven Bewegungsapparat), im Gegensatz zu der Gesammtheit der willführlichen Muskeln, welche den activen Bewegungs-apparat abgeben (Muskelsystem).

Herz, Arterien (Schlag- oder Pulsadern), Venen und Lymph-gefäße treten zum Gefäßsystem zusammen.

Gehirn, Rückenmark und leitende Nerven faßt man als Ner=
vensystem zusammen und bezeichnet die äußere Körperbedeckung
sammt ihren Annexen als Hautsystem, welchem sich als das achte
das der Ausscheidungen (das Urogenitalsystem) anschließt.

Aus diesen acht Systemen setzt sich der Organismus des Men=
schen zusammen.

Zellen also von verschiedener Gestaltung und Zellencomplexe,
die wir als Gewebe, Organe und Organsysteme bezeichneten, sind
die formalen Bestandtheile unseres Körpers.

Fragen wir nun nach seiner stofflichen Zusammensetzung, dar=
nach, aus welchen chemischen Elementen Thier= und Menschenleib
besteht, so tritt uns wieder die staunenerregende Thatsache entgegen,
daß Mutter Natur mit höchst einfachen Mitteln ausreicht, um jene
Formenfülle und Leistungsmannigfaltigkeit hervorzubringen, wie wir
sie im Organismus bewundern. Nicht mehr als 15 chemische Ele=
mente sind es, aus denen der ganze Mensch besteht. Sie heißen:
Sauerstoff, Wasserstoff, Kohlenstoff, Stickstoff, Schwefel,
Phosphor, Chlor, Fluor, Kiesel, Kalium, Natrium, Cal=
cium, Magnesium, Eisen und Mangan.

Mittelst dieser wenigen Stoffe und jener relativ einfachen
Formen werden also alle Erscheinungen zu Wege gebracht, deren
Gesammtheit wir das Leben nennen.

Dieses Leben nun, das innere Triebwerk des Organismus,
lernen wir sowohl dadurch kennen, daß wir lebende Geschöpfe be=
obachten, als auch dadurch, daß wir an ihnen experimentiren,
d. h. gewisse Bedingungen willkührlich setzen und dann die dadurch
hervorgebrachten Wirkungen studiren.

Die neuerer Zeit von einer krankhaften Sentimentalität ange=
fochtene Vivisection ist zum Studium der Physiologie, dieser
Königin aller Naturwissenschaften, wie man sie genannt hat, durch=
aus nöthig. Nur so können wir die thierischen Lebensvorgänge im
Innern des Körpers beobachten und die dadurch gewonnene Ein=
sicht zur Heilung menschlicher Krankheiten und Gebrechen benutzen.

Was lehrt uns nun die Beobachtung des lebenden Körpers
und das Experiment an demselben? Was lernen wir daraus erken=
nen von den Processen, deren Summe wir als Leben bezeichnen?

Es wird dem Naturforscher Weben und Leben des Organismus
um so durchsichtiger, je mehr er die Lebensvorgänge zunächst an des

Körpers kleinsten Theilchen, also an den Zellen studirt und kennen lernt. Was sich an diesen Formelementen von Lebensthätigkeit gezeigt hat, wollen wir daher zunächst hier besprechen.

Man hat an der lebenden Zelle mikroskopisch eine Reihe von Erscheinungen beobachtet, die auf eine gewisse, wenn auch sehr beschränkte Selbstständigkeit derselben hindeuten.

Es sind das gewisse Form= und Ortsveränderungen derselben, allerhand Ernährungserscheinungen und endlich ihre Vermehrung.

Ein sehr zierliches Bewegungs=Phänomen zeigen die sogen. Flimmer= oder Wimperzellen, wie sie sich beim Menschen auf der Schleimhaut des ganzen Athmungskanals, im Ohr, im Thränenkanal des Auges, in den Hirnhöhlen, dem Rückenmarkskanal und noch an einigen anderen Stellen finden.

Hier sind die Cylinderzellen der Schleimhaut mit feinen, strukturlosen Härchen dicht besetzt, die unaufhörlich hin und her schwingen, doch in einer bestimmten Ebene und mit schnellerem Ausschlag in einer Richtung, so daß Schleim, Staub und andere Partikelchen dadurch fortgeschoben und zweckmäßig entfernt werden.

Ihre Fortpflanzungsgeschwindigkeit beträgt ca. 0,5 mm. pro Sec. Die Schwingungszahl eines Härchens beläuft sich auf mindestens 6—8 in der Secunde und die Kraft dieser Wimperzellen ist nicht unbedeutend, denn sie können Lasten von über 3 grm. pro ☐mm. horizontal fortbewegen und ihr eigenes Gewicht über 4 mtr. hochheben. Die Wimperung solcher Zellen hört nach dem Tode zwar allmählich auf, doch kann man sie noch nach 48, ja 72 Stunden erhalten finden. Diese Thatsache, sowie die andere, daß nämlich auch ganz isolirte einzelne Zellen fortschwingen, beweist uns, daß diese Bewegungen vom Nervensystem unabhängig (automatisch) sind.

Dieselbe Flimmerbewegung findet sich auch bei Organismen niedrigster Art und rudern sich diese durch dieselbe im Wasser fort.

Beim Menschen bietet sie uns unstreitig eine Lebenserscheinung dar, aber eine solche einfachster Art, gleichsam eine Erinnerung des Menschen an seine, wenn auch unendlich fern liegende Verwandtschaft mit jenen Wesen von noch höchst einfachem Bau. Daß diese Flimmerbewegung, die nur durch chemisch=moleculäre Vorgänge im Zellen=Protoplasma bewirkt sein kann, doch zweckmäßig erscheint, das muß uns, so oft wir bei Betrachtung des Organismus auf

Zweckmäßigkeit stoßen, davor warnen, in solcher immer den Ein=
fluß einer Psyche zu sehen, die doch der Nerven als ihrer Diener
bedürfen würde, sondern uns darauf hinweisen, die Ursachen scheinbar
zielbewußter Vorgänge im Körper immer zu suchen in physikalisch=
chemischen Processen, wenn wir auch diese für's erste noch nicht
immer ganz verstehen.

Auch wir huldigen der teleologischen Auffassung des Menschen
wie der Welt, nur hatte unser Gott bei der Erschaffung derselben das
τελος, das Endziel schon vor Augen und richtete den Weltenbau so ein,
gab ihm solche Gesetze seiner Entwickelung mit, daß derselbe, ohne
der Nachhülfe und Ausbesserung zu bedürfen, „von selbst", d. h.
vermittelst der in ihn hineingelegten Kräfte jenem Ziele zustrebt
und immer näher kommt. Diese Gesetze zu erkennen, ist das Ziel
aller Naturwissenschaft. Bei einem gesetzlosen willkürlichen Ein=
greifen des Schöpfers in den Gang seines Werks
würde alle menschliche Forschung im Mikro=
wie im Makrokosmos zwecklos sein!

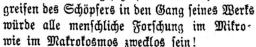

Außer jenem Flimmern kann man noch
einige andere Bewegungs=Erscheinungen an jenen
Zellen sehen (z. B. an Blutkörperchen, Lymph=,
Bindegewebs= und Eiterkörperchen). Man be=
merkt an solchen bisweilen Strömungen der
Molekularkörnchen im Innern der Zelle, Ver=

Lymphzellen in verschiedenen
Zuständen der Bewegung.

änderungen ihrer äußeren Umrisse dadurch, daß die Zelle Fortsätze
ausstreckt und wieder einzieht, endlich sogar vollständige Ortsver=
änderungen. Bei Entzündungen kann man dies sogen. Wandern
der Zellen direct beobachten.

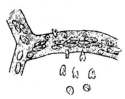

Anm. Zieht man einem durch Cu=
rare=Gift betäubten Frosch, diesem viel=
gequälten Märtyrer der Naturwissenschaft,
ein Stück Darm aus einer seitlichen Bauch=
wunde hervor und bringt das auf einer
Glasplatte ausgebreitete Darmnetz unter
das Mikroskop, so sieht man in den kleinen
Adern des Netzes das Blut strömen und
erkennt deutlich die rothen (beim Frosch

Das Auswandern weißer Blutzellen
aus einer Ader des Frosches.

länglichen) und selteneren weißen (runden) Blutzellen. Dadurch
aber, daß das Darmnetz der freien Luft ausgesetzt wird, beginnen

nun bald an ihm Entzündungserscheinungen sich zu zeigen: das
Blut der Venen staut sich an, weiße Blutzellen sammeln sich
längs der Gefäßwand, rollen immer langsamer und bleiben
endlich liegen. Nun sieht man häufig an der äußeren Contour
der kleinen Vene eine Spitze hervortreten. Diese schiebt sich
weiter nach außen, verdickt sich, löst sich allmählich von der
Gefäßwand, und was nun draußen, außerhalb der Gefäßwand
liegt, ist eine ausgewanderte weiße Blutzelle. Nachzügler folgen
bald nach und drängen die ersten Auswanderer weiter von der
Vene weg.

Ferner nehmen Zellen aus ihrer Umgebung Stoffe in sich
auf, flüssige und geformte, wandeln sie zum Theil chemisch und
physikalisch um, verwenden einen Theil zur Vermehrung ihres Proto=
plasma, scheiden andere im Innern ab, z. B. Farbstoffe in den
sogen. Pigmentzellen, während sie noch andere nach außen hin aus=
scheiden, so z. B. die sogen. Interzellularsubstanzen, die oft an
Masse die Zellen weit übertreffen. Auch die Umhüllungsmembranen
der Zellen, der pallisadenförmige Saum der Darmzotten=Epithel=
zellen, und auch die Wimpern sind als Ausscheidungsprodukte
zu betrachten.

Eine sehr wichtige Lebenserscheinung der Zellen, auf der schließ=
lich das ganze Wachsen der Geschöpfe beruht, ist ihre Vermehrung,
welche meist durch Theilung der Zellen zu Stande kommt.

Aus einer einzigen Zelle (der Eizelle) geht durch deren mil=
lionenfache Vermehrung und Differenzirung das erwachsene Thier
hervor. Und wenn wir rückwärts in der langen Thierreihe gehen,
kommen wir ebenfalls auf Wesen, die aus wenigen einfachen, nicht
mehr formell und potentiell verschiedenen Zellen bestehen, ja am
Ende zu solchen, deren Leib eine einzige Zelle bildet.

So spiegelt sich wieder im Werden und Wachsen des einzelnen
Geschöpfs die lange Kette seiner sich allmählich vervollkommnenden
Ahnen. —

Man bezeichnet wegen der geschilderten Lebenserscheinungen
der Zellen diese gern und mit einigem Rechte als Elementar=
Organismen. (Brücke.) Phantasiereiche Physiologen sprechen sogar
von „Empfindungsfähigkeit" der Zellen, von einer „Zellen=
seele", einem „Bewußtsein" der Zelle. (Pflüger.) Ja Virchow

betrachtet jede Zelle als „Individuum", den ganzen Menschen nur als ein Sammelindividuum (ähnlich einem Korallenstock).

Solche Anschauung ist nicht einfach zu belächeln, sondern ihrer nothwendigen Folgen wegen sehr zu beklagen. Denn ihre natürlichen Folgen waren das Vergessen der organischen Einheit des Menschen, das Verlieren des inneren Zusammenhangs, eine übertriebene Lokaltherapie und ein üppig wucherndes Specialistenthum mit seinen „Handwerksusancen." —

Der Mensch ist kein bloßes Zellenconglomerat, sondern das, als was er jedem Unbefangenen auf den ersten Blick auch erscheint — eine Einheit. Keine Republik aus „selbstständigen Sonderexistenzen, auch kein bloßer Staatenbund aus Duodezstäatchen mit „berechtigten Eigenthümlichkeiten", wie der weiland deutsche Bundesstaat, sondern — zum mindesten — ist er, gleich dem jungen Deutschland unter Wilhelm I., ein einheitliches Ganze mit kraftvoller Spitze! —

Betrachten wir den Menschen einmal in seiner Totalität und verfolgen wir die Haupterscheinungen an seinem lebendigen Körper eine Weile.

Da sehen wir, wie sich von Zeit zu Zeit, etwa 16 mal in der Minute, seine Brust erweitert. Wir saugen damit Luft ein, und stoßen, ausathmend, Luft wieder von uns. Von Zeit zu Zeit, nur in größeren Zwischenräumen, alle 3—5 Stunden etwa, nimmt der Mensch Nahrung in sich auf und noch etwas seltener entleert er Harn und Excremente.

Bei hoher Luftwärme oder starker Körperbewegung fällt uns noch eine Erscheinung an ihm auf. Die für gewöhnlich fast unmerkliche Hautausdünstung steigert sich bis zur Wasserbildung. Es entsteht der Schweiß.

Es finden mithin fortwährend Einnahmen und Ausgaben statt, und zwar müssen sie nothwendig zum Leben sein, denn bei dem Wegfall auch nur eines Theils derselben erlischt das Leben.

Analysirt man nun chemisch diese Einnahmen und Ausgaben und unterzieht diese Analysen einer Vergleichung, so wird sofort klar, daß die vom Menschen eingenommenen Stoffe sich während ihres Durchpassirens durch den Körper verändert haben und daß sie andere Verbindungen eingegangen sind.

Solches ergiebt z. B. auch ein Vergleich der Einathmungs= — also der atmosphärischen — Luft mit der ausgeathmeten Luft.

Erstere ist reich an Sauerstoff, arm an Kohlensäure, letztere umgekehrt sauerstoffarm und viel kohlensäurereicher.

Die Kohlensäure ist nun ein bekanntes Verbrennungsprodukt organischer Körper und zugleich ein unserm Organismus feindseliges Gas, der Sauerstoff dagegen der gern gesehene, belebende Aller= weltsvetter, der mit allen möglichen Stoffen Verbindungen anknüpft und eingeht und mithin den Stoffwechsel mächtig fördert.

Kohlenstoff (C), Wasserstoff (H), Stickstoff (N) und Sauerstoff (O) sind die Hauptelemente aller organischen Substanzen, also auch der Nahrung und der Luft.

Den mit den Speisen aufgenommenen Kohlenstoff (C) finden wir unter den menschlichen Ausgaben hauptsächlich in Form von Kohlensäure (CO_2) der Ausathmungsluft wieder, den Wasserstoff (H) wieder als Wasserdampf (H_2O) dieser Luft, sowie als den der Haut= ausdünstung. Der Stickstoff (N) endlich, den wir schluckten und athmeten, kommt größtentheils wieder zum Vorschein in der Gestalt von dem Harnstoff des Urins $[CO(NH_2)_2]$.

Es werden mithin in einer Verbindung mit Sauerstoff die ein= genommenen Kohlen=, Wasser= und Stickstoffe wieder frei.

Verbindung chemischer Körper mit Sauerstoff bezeichnen wir als Verbrennung derselben.

Wir können demnach sagen: der Stoffwechsel des menschlichen Körpers bestehe wesentlich in einer Verbrennung der Nahrung. (Daneben kommen aber auch noch allerhand chemische Spaltungs= processe vor.)

Und weiter dürfen wir behaupten, daß das Leben in materiel= ler Beziehung in einer Auflösung der Einnahmestoffe zu ein= facheren Verbindungen und in einer Umgruppirung derselben besteht. Das Leben ist also keine constante Größe, sondern ein ewiger Wechsel, ein von der Geburt bis zum Tode fortlaufender Proceß (von procedere = vorwärts gehen, fortschreiten).

Doch neben diesem Stoffwechsel bemerken wir am Menschen noch andere und noch werthvollere Erscheinungen: er ißt, athmet, schwitzt und verdaut nicht nur, wächst, blüht und verwelkt nicht bloß gleich der Pflanze, sondern er bringt auch allerhand Leistungen hervor. Er bewegt Glieder und Ganzes zu allerhand mechanischer Arbeit, und seinem Gehirne entsprießt der befruchtende Gedanke.

Daneben, mit und durch den Stoffwechsel und die Arbeit, erzeugt der Körper auch noch Wärme und hat eine constante und von der Lufttemperatur unabhängige eigene Temperatur.

Eine frühere naive Zeit erklärte jene Erscheinungen und Leistungen als Wirkung der Lebenskraft, nannte sie so, sage ich besser, denn eine Erklärung war diese Benennung eben nicht, sondern ein Name nur für ein unbekanntes Etwas.

Erst die neue, nüchterne Naturwissenschaft, — viel geschmäht wegen ihrer mechanischen Auffassung der Welt, darin aber gerade ihren Stolz findend, daß sie alle biologischen Erscheinungen auf physikalisch-chemische Ursachen zurückzuführen sucht — erst diese ist einer wirklichen Erklärung animaler Leistungen und der Wärmeerzeugung — wenigstens näher gekommen.

Namentlich war es die R. Mayer'sche Entdeckung von der Erhaltung der Kraft (1840) und des mechanischen Wärmeäquivalents, was die Erkenntniß der Lebensprocesse mächtig förderte.

Wie die Menge der Materie, sagt dieses Gesetz, von Urbeginn an sich stets gleich geblieben ist, so ist auch die Summe der Kräfte genau dieselbe. Wo Stoffe zerlegt werden, da wird Kraft, d. h. Arbeit aufgesammelt und wo sich Stoffe verbinden, also namentlich bei der Sauerstoffaufnahme (Verbrennung), da wird diese aufgesammelte Arbeit oder Spannkraft wieder frei d. h. wieder in Arbeit oder in Wärme umgesetzt.

„Unter der Einwirkung der Sonne zerlegen die Pflanzen die durch thierische Ausathmung und durch Verwesung organischer Körper frei gewordene Kohlensäure (CO_2) in Kohlenstoff (C) und Sauerstoff (O)." Mittelst des Kohlenstoffs baut sich die Pflanze ihren Körper auf, den Sauerstoff giebt sie ab an die Luft. Ihn saugen Thier und Mensch begierig ein und in ihrem Leib erregt er nun mächtig den Stoffwechsel und bewirkt Zusammensetzungen neuer chemischer Körper. Und das Resultat dieser Wahlverwandtschaften und fortwährenden Vermählungen im Körperinnern sind eben die Leistungen der animalen Wesen: Arbeit und Wärmebildung. —

Von hoher Warte der Wissenschaft zu betrachten der Natur ewigen Wechsel, welch' erhabenes Schauspiel! —

Was aber macht, um an unseren Ausgangspunkt wieder anzu-
knüpfen, was macht den Menschen, diese Verbindung von Millionen
Zellen, zur wirklichen Einheit?

Nun sehen wir zwar in nur Einem Lungenapparat ein einziges
Sauerstoffaufnahmebureau für diese Millionen sauerstoffbedürftiger
Einzelwesen, sehen ferner in nur Einem Magen Eine einzige Speise-
kammer für die Verbrennungsstoffe des ganzen Körpers, in Einem
Herzen nur Ein Pumpwerk zur Versorgung aller Körperzellen mit
neuem, zu ihrem Bestehen nothwendigen Ernährungsmateriale. Und
wir müssen den Körper in dieser Hinsicht schon als eine Art Einheit,
mindestens als eine Art von Schulze-Delitzsch'scher Genossenschaft
betrachten, einen Consumverein mit gemeinschaftlichen Einkäufen,
doch würde das alles noch keine rechte Einheit vorstellen, noch nicht
den Menschen zum wahren Organismus machen, in welchem

„Alles sich zum Ganzen webt,
Eins in dem Andern wirkt und strebt."

Diese gesuchte Einheit des Körpers finden wir vielmehr in den
Centralorganen des Nervensystems, im Rückenmark und namentlich
im Gehirn. Wir brauchen keine einzelne Zelle (wie Virchow verlangt), von der aus der Körper regiert werde. Sondern es sind
nur nöthig Verwaltungsbureaux, welche Verbindungen haben mit
allen Theilen des Leibes, um von Allem unterrichtet zu werden, was
drinnen und draußen passirt und um überall hin Befehle senden zu
können. Dies aber leisten jene Centralorgane mit ihren vielen
Nervenleitungen auf's Beste.

Was treiben aber nun diese Millionen Zellen-Bürger? Von
welcher Arbeit leben sie?

Da gleicht nun wiederum der Organismus einem Kulturstaate.
Wie in letzterem immer mehr das Goethe'sche Wort sich bewahrheitet:

„Wer etwas Treffliches leisten will,
Hätt' gern was Großes geboren,
Der sammle still und unerschlafft
Im kleinsten Punkt die größte Kraft."

und wie dementsprechend mit steigender Kultur im Staate die Arbeitstheilung eine immer größere wurde, ganz ähnlich erging es den in
dem Thierreiche hochstehenden Organismen.

Was dort des Lebens bittere Nothwendigkeit und menschliche Einsicht hervorbrachte, das bewirkten im Körper im langen Laufe der Zeiten geheime Triebkräfte, von denen Darwin uns wenigstens einen Theil enthüllt hat.

Während nämlich niederste Lebewesen höchst einfach construirt sind und alle ihre Zellen noch dieselbe Form und Function haben, differenziren sich die Geschöpfe in der aufsteigenden Thierreihe bis zum 'Menschen hinauf mehr und mehr.

Der Grad der Arbeitstheilung, dürfen wir geradezu sagen, den wir in einem Organismus finden, ist der beste Maaßstab seiner Entwicklungshöhe.

Im Menschen, der höchsten Staffel der uns bekannten Geschöpfe, finden wir nun eine hochentwickelte Theilung der Functionen, ein sehr complicirtes Spiel der Stoffe und Kräfte:

Hier wird Kohlenstoff, Wasserstoff und Stickstoff in den Körper aufgenommen, dort der allbelebende Sauerstoff. Und drinnen in der großen Fabrik, da wird nun geschnitten und gemahlen, getränkt und gewalkt; da werden die Nahrungsstoffe gelöst und emulgirt, filtrirt und resorbirt, und das Brauchbare davon in ein großes Nahrungsreservoir, das Herz, aufgenommen. Von diesem aber wird nun der fertige Nährstoff mittelst eines höchst vollkommenen Pumpwerks in alle Körpertheile getrieben, allen Zellen zugeführt, und die verbrauchten Stoffe auf dem Rückwege dafür mitgenommen. Die Zellen aber saugen den ihnen vom Blute gelieferten Nährsaft in sich auf und bilden ihn, auf uns noch geheimnißvolle Weise, in neue Mischungen und zu neuen Zellen um. Aus der mit diesen Stoffwandelungen frei werdenden Spannkraft aber entsteht neue Wärme und Arbeit, die sich zeigt in den mannigfachen Leistungen des Körpers.

Aber eine so große Fabrik kann nicht ohne Aufsicht sein.

Wirkt auch Zelle auf Zelle nachbarlich anregend ein, und vereinigt alle Zellen auch das sie sämmtlich umspülende, in fortwährendem Kreislaufe rollende Blut, so müssen doch noch die Nerven hinzutreten, damit das Ganze seinen regelmäßigen Gang habe und bestimmten Zwecken diene.

Gehirn und Rückenmark überwachen das großartige Etablissement.

Überall haben sie Berichterstatter, die sie auf dem Laufenden

erhalten, ihnen sagen, wie es in jedem Augenblicke in jedem Kör=
pertheile aussieht, wo zu viel, wo zu wenig Nährmaterial und
Arbeitsstoff sich befindet, wo mithin ein Eingreifen nöthig wird.
Dahin senden nun jene Verwaltungsbureaux ihre Befehle, schicken
dort mehr, dort weniger Blut hin, lassen hier Drüsen stärker oder
schwächer oder qualitativ anders absondern, dort endlich Muskeln
thätig sein, je nachdem das Bedürfniß gerade vorhanden ist, und
bis die Harmonie des Ganzen sich wieder hergestellt hat.

So geht das große Triebwerk seinen geräuschlosen Gang.

Empfindungsnervenfasern, durch allerhand Reize erregt, erregen
ihrerseits wieder Bewegungsnervenfasern, glatte wie quergestreifte
und secretorische Nervenfasern, („lösen solche aus", wie der tech=
nische Ausdruck lautet).

Bei niederen Geschöpfen sind diese Thätigkeiten bewußtlos
und finden diese Auslösungen rein reflectorisch (wie man das
bezeichnet) und meist durch das Rückenmark statt.

Bei allen höheren Geschöpfen, und also auch beim Menschen,
kommt nun aber noch das Bewußtsein und der Wille als eine
Thätigkeit des Gehirns hinzu, derart, daß auch bei ihnen eine Reihe
von Lebensthätigkeiten ohne unser Mitwissen, ja ohne daß wir sie
durch einen Willensact aufhalten oder modificiren können, im Kör=
per ablaufen. So z. B. haben wir, nachdem der Bissen einmal
den „Zaun der Zähne" passirt hat und den Schlund auf unser
Geheiß hinabbefördert worden ist, weder Bewußtsein von, noch Einfluß
auf seine weiteren Schicksale. Die Verdauung geht, Gott sei Dank,
ohne daß wir uns um sie zu bekümmern brauchen, beim Gesunden
ganz von selbst vor sich.

Andere Körperleistungen, z. B. Athmung und zuweilen auch
Muskelbewegung, besorgen die Nervencentra auch ohne unsern Willen.
Wir athmen, ohne daran zu denken, und scheuchen im Schlafe
reflectorisch die Fliege von der Nase durch eine Contraction der
Armmusculatur. Aber die allermeisten Bewegungen sind doch Folge
von Willensacten, und wann wir wollen, können wir die Respiration
nach unseren Wünschen aufhalten oder modificiren.

Eine dritte Reihe von Thätigkeiten endlich geschieht nur mit
Bewußtsein. Alle Werke der Wissenschaft und Kunst schuf der
Mensch in seinem Geiste mit mehr oder weniger heißem Bemühen,
und dankerfüllt erhebt sich seine Seele zu Gott.

3*

Tausend und aber tausend Sinneseindrücke regen im Kinde die schlummernde Seele an. Sie machen zunächst Empfindungen, dann Vorstellungen von den Außendingen und dem eigenen Körper. Diese Vorstellungen bleiben haften im Gehirn, lassen Erinnerungs= bilder zurück, die sich verbinden mit neuen Bildern der uns um= gebenden Welt. So sammelt sich allmählich in uns ein Schatz von Erfahrungen. Indem wir diese classificiren und zusammenfassen, entsteht aus den sinnlichen Erscheinungen nun der Begriff und das Urtheil. Aus allerhand angeborenen Gelüsten aber Wille, Charakter und Gemüth.

Was von geistigem Vermögen wir mitbringen zur Welt, was erst entwickelt wird durch Anregungen der Sinne, schwer ist die Grenze zwischen beiden Theilen zu ziehen, und unmöglich überhaupt ist es für uns zu erkennen, wie aus Materie, durch physikalisch= chemische Kräfte allein, ein Seelenleben sich entwickeln kann. An= betungsvoll stehen wir vor der Wunderbrücke, die vom Stoff hinüber= führt zum Geiste!

Das aber wissen wir, daß die menschliche Psyche, so sehr sie auch wieder von Körperzuständen beeinflußt wird, doch den Körper beherrscht. Nach freiem Ermessen wählt sie ihm die Stoffe aus, die ihn, den Körper, ernähren sollen, materielle Stoffe sowohl wie intellectuelle, und nach freiem Ermessen vermag sie mit den Kräften, den physischen wie den psychischen, zu schalten, die aus seinem Stoff= wechsel dem Menschen erwachsen.

Tritt aber eine Störung ein in dem harmonischen Ineinander= greifen aller Theile des so schön gefügten, hochentwickelten Baues, dann sucht die Seele, unbewußt oder bewußt, mittelst allerhand feiner Compensirungs= und Regulirungsapparate, welche der Kör= per sich im Laufe der Zeiten erworben hat und nun besitzt, jene Störung wieder auszugleichen und das Gleichgewicht des Ganzen wieder herzustellen, bei welchem der beste Ablauf aller Lebensver= richtungen möglich ist und dessen Gewahrwerden und Empfinden in uns jenes wohlige Gefühl der Behaglichkeit und Zufriedenheit erzeugt, das wir eben die Gesundheit nennen.

III.

„Die Kenntniß von der Naturheilung ist
als vorgängige unerläßlich, ehe von einem
Verständniß der Kunstheilung die Rede sein
kann.“   (R. Leubuscher.)

Wir hatten in unserer vorigen Unterhaltung den Begriff der
Gesundheit folgendermaßen definirt: Gesundheit ist der harmonische,
in uns ein Wohlgefühl erzeugende Gleichgewichtszustand aller Körpertheile und Körperverrichtungen.

Was ist nun Krankheit? Was tritt hinzu, um aus einem
gesunden Menschen einen kranken zu machen?

Der Beantwortung dieser Frage und der Gewinnung von Klarheit über das Wesen der Krankheit soll nunmehr unsere Aufmerk-
samkeit zugewendet sein.

Es hat der Erklärungen von Kranksein und Krankheit im Laufe
der Geschichte der Medicin sehr viele gegeben. Gar mannigfach
und nach unserer heutigen Auffassung oft recht wunderlich spiegelte
sich im geistigen Auge philosophirender Aerzte der kranke Mensch.
So lange man das Innere des Körpers noch nicht studirte, zu
beobachten und zu experimentiren noch nicht recht gelernt hatte, auch
noch meinte, die Naturgeheimnisse durch bloßes Nachdenken ergründen zu können, so lange folgte ein System der Pathologie, d. h.
der Lehre vom kranken Menschen, dem andern, jedes dem jeweiligen
Geiste der Zeit, der Summe der damaligen Erfahrungen und der
individuellen Geistesrichtung seines „Erdichters“ ähnelnd, keins aber
der Erkenntniß viel näher als das andere. Erst seitdem inductive
Forschung in den biologischen und medicinischen Wissenschaften an
Stelle der Speculation trat — und zur vollen Geltung ist sie bei

uns erst mit dem zweiten Drittel des 19. Jahrhunderts gekommen — erst seitdem hat eine klarere Anschauung über das Wesen der Krankheit sich Bahn gebrochen, und wir dürfen uns schmeicheln, jetzt jährlich der Wahrheit näher zu kommen.

Besonders wichtig und folgenschwer war die Erkenntniß, daß Krankheit kein dem gesunden Körper aufgesetztes Pfropfreis sei, das da wuchere, sich breit mache und die Gesundheit verdränge; kein böser Feind, der Unkraut unter den Weizen säe und mit dem guten Geist in uns, der Lebenskraft, der Anima, dem Archäus oder wie man sonst ihn benannt hat, um den Sieg kämpfe, sondern daß vielmehr im gesunden und im kranken Menschen ein und dieselben Kräfte wirken und dieselben Processe ablaufen, nur in anderer Intensität, Extensität oder Modalität.

Krankheit, sagte man jetzt, ist das Leben unter abnormen Bedingungen. Werden die Lebensbedingungen unnormal, so verlaufen die physiologischen Processe in modificirter Weise, die veränderten Nerven erzeugen in uns das Gefühl des Mißbehagens oder Schmerzes und der Körper geräth in den Zustand geringerer oder größerer Gefahr.

So erklärte man Krankheit noch vor kurzem, ohne daß dadurch wirkliche Klarheit über ihr Wesen uns geworden wäre. Denn was sind normale und was abnorme Bedingungen des Lebens, so werden wir fragen.

Wir haben einige derselben bereits kennen gelernt. Wir sahen, der Körper gebraucht zum Leben zeitweilige Aufnahme von Speise und Trank, und wir wissen aus Erfahrung, daß diese Speisen bestimmte Nährstoffe enthalten müssen. Die Wissenschaft hat uns sogar deren chemische Zusammensetzung verrathen. Alle Nahrung muß, wie uns jetzt bekannt ist, Eiweißkörper und Fette, Kohlenhydrate, Salze und Wasser enthalten.

Ferner sahen wir, daß die Luft, die wir zum Athmen gebrauchen, Sauerstoff enthalten muß, und die Erfahrung lehrt uns, daß z. B. Beimengung von Kohlenoxydgas den Menschen tödtet.

Aber alle diese Kenntnisse ermöglichen es uns doch noch nicht, kurz und bündig die Frage zu beantworten, welches normale Lebensbedingungen sind und welches nicht.

Zu ihrer Beantwortung muß ich sogar etwas weit ausholen.

Die Erde, auf der wir Menschen leben, ist bekanntlich einer der um unsere Sonne kreisenden Planeten und nur ein kleiner Körper unter den Millionen Sternen des Weltenraums. Die Astronomie, die exacteste aller Naturwissenschaften, weist das Werden und Festwerden der Weltenkörper aus einem feurig-flüssigen Urzustande derselben nach und macht es wahrscheinlich, daß auch die Erde erst allmählich aus einem glühenden Zustande in den der Erkaltung getreten ist und dadurch eine feste, starre Umhüllung bekommen hat.

Beim Eindringen in diesen Mantel fanden die Geologen verschiedene Schichtungen der Erdrinde, die verschiedenen Zeitperioden angehören müssen und mancherlei Reste organischen Lebens enthalten, derart, daß die ältesten und meist tiefsten Schichten gar keine, spätere nur Organismen niedrigster Art, noch spätere immer höher organisirte Wesen aufweisen und die jüngsten Schichten endlich (das Diluvium) die ersten Spuren des Menschen.

Aus diesen Thatsachen können wir nun den Schluß ziehen, daß höhere Geschöpfe aus niederen sich allmählich entwickelt haben, der Mensch vielleicht aus den höchst organisirten Thieren, den Anthropoiden, aus der Ordnung der Quadrumanen.

Nur Unverstand kann in solcher Hypothese eine Verletzung der Menschenwürde sehen und die Autorität der biblischen Schöpfungsgeschichte dagegen anführen wollen.

Zum naiven Glauben, auch in natürlichen Dingen, hat kindlicher Verstand ein volles Anrecht und Niemand soll darum das zarte Seelchen kränken. Der naturwissenschaftlich gebildete Mensch aber trägt nun einmal in sich den Causalitätstrieb, er will den Zusammenhang der Dinge erkennen und das Gesetz erforschen im Wechsel der Erscheinungen.

Nichts hat nun die Naturwissenschaft mehr gefördert, als die Forschung nach dem Entwickelungsgang und dem genetischen Zusammenhang der Geschöpfe.

Seit wir nicht mehr glauben, daß Adam und Eva als erstes Menschenpaar durch einen Wunderact Gottes urplötzlich auf die Erde gesetzt worden sind, sondern daß der Mensch auch nur ein Glied ist in der ununterbrochenen, immer höherer Organisation zustrebenden Entwicklungskette organischer Wesen (wenn schon er die höchste Sprosse dieser Himmelsleiter erklommen hat) — seitdem ist uns manches Dunkle in des Menschen Bau und Lebenserscheinungen erhellt. Denn mancherlei erinnert noch in ihm an frühere Stufen seiner Entwickelung, und in schnellem Fluge macht jeder werdende und wachsende Mensch noch einmal einige Staffeln derselben durch. Ferner würden die sogen. rudimentären Organe und manche Mißbildungen ohne jene genetische Hypothese gar nicht verständlich sein.

„Als die Zeit erfüllet war", d. h. als die Erdrinde genug erkaltet war, da begann sie zu grünen und üppig wucherten Farren und Nadelhölzer in ihrem noch kohlensäurereichen Dunstkreis. Als aber bei weiteren Veränderungen die Existenzbedingungen gegeben waren, erschienen auch lebende Geschöpfe auf ihr, Geschöpfe von noch sehr niedriger Organisation, aus einer oder mehreren Zellen bestehend.

Wie und warum die erste Zelle entstand, und als erste Seelenregung eine, noch dunkle, Empfindung, ist uns freilich ein Räthsel und wird es wohl auch bleiben.

Aber sobald die ersten Lebenskeime gegeben waren, können wir uns aus ihnen durch Vermehrung und Weiterentwickelung im Laufe unendlich langer Zeiträume allmählich die ganze Fülle der Lebewelt hervorgegangen denken.

Kein lebendes Wesen geht aus Urzeugung hervor, sondern jedes entstammt elterlichen Erzeugern, denen es gleicht. Da sich aber mit den Wandelungen der Erde die Existenzbedingungen ihrer Geschöpfe änderten, fand eine allmähliche Form= und Functions=änderung der organischen Gebilde statt. Woher aber kam die zunehmende Vervollkommnung der Thiere und wie erklärt sich diese?

Ehe wir darüber Aufschluß suchen, ist der Begriff derselben festzustellen. Was bedeutet Vervollkommnung der Organisation?

Höhere Organisation erklärten wir gleichbedeutend mit weiter=gehender Differenzirung der Theile des Körpers und ihrer Functionen. Wie in einem Kulturstaate die Beschäftigung der Bürger eine gar mannigfaltige ist, ebenso, wie in einer großen Fabrik jeder Arbeiter eine bestimmte Leistung hervorbringt, diese aber möglichst vollkommen, um so vorgeschrittener, leistungsfähiger und anderen Geschöpfen überlegener ist der Organismus, dessen Organe sich am weitgehendsten in alle Verrichtungen des Ganzen getheilt, d. h. dif=ferenzirt haben.

Der Mensch ist das höchststehende Geschöpf, weil er die größte Differenzirung in Bau und Function seiner Theile zeigt und zugleich das wichtigste, mit der vornehmsten Function betraute Organ, das Gehirn bei ihm am entwickeltsten ist. (In anderen Organen über= treffen manche Thiere ihn bedeutend, der Löwe an Muskelkraft, der Adler an Sehschärfe 2c.)

Warum sich aber die lebenden Geschöpfe allmählich höher dif= ferenziren mußten, dafür hat uns Darwin wenigstens einige Er= klärung gegeben. Sein Ideengang ist etwa folgender:

Das junge Thier ist den Eltern zwar ähnlich, doch nicht ganz gleich. Verschiedene Lebensweise ergiebt dann weiteres Auseinander= gehen, Zurückbleiben und mangelhafte Entwickelung einzelner Körper= theile, Vervollkommung anderer durch vielfachen Gebrauch.

Wo nun Subsistenzmangel (Kampf um's Dasein) eintritt, siegt der Geübtere und Vollkommenere und überlebt (im Allgemeinen) den mangelhaft Ausgestatteten.

Da nun die höhere Vollkommenheit des Ueberlebenden sich seinen Nachkommen erblich mittheilen kann, bei deren Nachkom= men aber eine ebensolche Vererbung stattfindet, so ist es denkbar, daß sich im Verlaufe vieler, vieler Generationen die Geschöpfe er= heblich in ihrer Körpereinrichtung verbessern. Darwin erinnert hier an die großartigen Resultate der „künstlichen Züchtung" von Haus= thieren, wodurch wir sehr edle Rassen derselben erzeugt haben. Was aber hier die Kunst leistet, das vermag Mutter Natur mit ihrer „natürlichen Züchtung" zwar nur langsam (an Zeit fehlte es ja nicht), doch in viel höherem Maße hervorzubringen.

Veredelte sich so die Thierwelt allmählig bis herauf zu menschen= ähnlichen Geschöpfen, und hatten sich erst einmal geistige Kräfte, Verstandeskräfte in ihnen entwickelt, so kam zur „natürlichen Zucht= wahl" noch ein neues, noch wirksameres, treibendes Motiv hinzu, nämlich das der selbstthätigen, eigenmächtigen Vervollkommnung. Der Mensch ist, wie ihn Du Bois=Reymond einmal, zwar nicht schön, doch richtig benennt, eine Selbstvervollkommnungsmaschine.

Sobald die articulirte Sprache die Gedankenentwickelung und den Gedankenaustausch ermöglichte und thierischer Verstand sich zu menschlicher Vernunft erhöhte, als sich erst im edlen Wettstreit der menschlichen Gesellschaft alle Kräfte regten, von da an schlug des Menschen Entwickelung zu höherer Bildung ein viel schnelleres Tempo

ein, und so kam es, daß zwischen ihm und dem Thiere sich eine
gewaltige, dem Laienauge unüberschreitbare weite Kluft dehnte.

Uns interessirt hier aber von diesen Dingen nur das, daß die
menschliche Entwickelung gemäß den Veränderungen der äußeren
Natur geschehen sein muß, und daß des Menschen heutige Organisation eng angepaßt ist den jetzigen tellurischen Verhältnissen.

Und nunmehr können wir auch sagen, was Leben unter normalen und unter abnormen Bedingungen heißt, und was Gesundheit und Krankheit sind.

Normale Lebensbedingungen sind die äußeren Verhältnisse unserer
Umgebung, denen das innere Getriebe des Organismus accommodirt
ist, an welche der Mensch mithin gewöhnt ist. Krankheit ist der
zeitweilige Ablauf des Lebensprocesses unter Bedingungen oder nach
Reizen, an welche der Organismus nicht gewöhnt ist, Bedingungen,
die eben einen ungewöhnlichen Reiz ausüben und eine ungewöhn-
liche Reaction der betroffenen Körpertheile oder des ganzen Körpers
auslösen.

Wenn ein Europäer in ferne, fremde Länder kommt, so erkrankt
er häufig in Folge des veränderten Klimas und zwar an Affectionen,
an welchen Eingeborene nicht zu leiden pflegen. Letztere sind an die
dortigen Einflüsse gewöhnt, der Fremde nicht. Schon Reisen innerhalb Deutschlands, z. B. vom Tiefland ins Gebirge werden von
geschwächten Individuen oder zarten Kindern häufig nicht vertragen,
ein Fingerzeig zugleich, dergleichen Reisen, die doch oft Erholungs-
und Genesungsreisen sein sollen, vorsichtig, langsam, mit Stationen
zu machen, um nicht zu dem alten Leiden noch eine Acclimatisations-
Krankheit dazu zu acquiriren.

Beim Bergsteigen bekommen empfindliche Leute schon in einer
Höhe von 1000 m. über dem Meere Herzklopfen, in größerer Höhe
treten leicht Blutungen aus Nase, Mund und Ohren ein. Dazu
kommen Kopfschmerzen, große Ermüdung bei jeder Muskelanstrengung, Erbrechen und eine kaum zu überwindende Schläfrigkeit —
die sogen. Bergkrankheit.

Von ähnlichen Krankheitserscheinungen werden Luftschiffer in
höheren Luftregionen befallen, nur daß hier wegen der Schnelligkeit
des Wechsels die Schläfrigkeit zur Ohnmacht und diese selbst zum
Tod sich steigern kann.

Solche Bergsteiger und Luftschiffer wurden krank, weil sie in eine so verdünnte Luft kamen, wie ihr Organismus sie nicht gewohnt war. Dieser reagirte also auf den ungewohnten Reiz (wir können in diesem Falle ebenso gut sagen: auf den Mangel des gewohnten Reizes) mit einer Störung des Triebwerks.

Der Mensch, als ein Gebilde der Natur, muß eben seiner Natur gemäß sich verhalten, und jede Entfremdung von den natürlichen Lebensbedingungen bestraft sich mit Krankwerden.

Eine überfeinerte Cultur schon macht ihn oft elend, und aus dem Hasten und Treiben der Großstadt sucht und findet er Erquickung und Erholung am Busen von Mutter Natur, am einsamen Strande oder auf walbiger Höhe.

Wir haben mit Obigem eigentlich schon die Frage beantwortet, wie Krankheiten entstehen.

Ursachen von Krankheiten sind im Allgemeinen alle mit dem Körper in Berührung kommende Einflüsse, welche der Intensität oder Extensität nach das Maaß von Reizen überschreiten oder nicht erreichen, das der Körper eben gewohnheitsmäßig vertragen kann und andererseits gebraucht.

Diese Einflüsse können nun einmal atmosphärischer Natur sein, d. h. außergewöhnliche Grade von Luftdruck, Temperatur, Luftfeuchtigkeit oder eine absonderliche chemische Zusammensetzung der Athemluft.

Ferner können schädliche Substanzen mit Speise oder Trank in den Körper eingeführt werden, entweder geradezu Gifte oder ein Zuviel oder Zuwenig an Nahrung oder Nährmittel unverdaulicher Art.

Oder es werden die Nerven überreizt, ihnen nicht das nötige Maaß Ruhe gegönnt u. s. w.

Endlich können organische Krankheitserreger pflanzlicher oder thierischer Art sich auf oder in dem Körper niederlassen und da ein ihm schädliches Schmarotzerleben führen.

Unter diesen Parasiten sind neuerer Zeit besonders die Spaltpilze oder Bacterien berüchtigt geworden, indem man sie als Ursache aller epidemischen Krankheiten anzusehen hat. Es können die Bacterien durch den Schlund oder durch die Luftröhre oder durch Hautwunden in den inneren Leib und ins Blut gelangen.

So leicht sich aber die Krankheitsursachen auch im Allgemeinen angeben lassen, so schwer ist bei ihrer Vielheit oft das Auffinden der Ursache im speciellen Falle.

Die alte Schule unterschied von diesen äußeren oder directen Krankheitsursachen indirecte, innere, prädisponirende, d. h. eine Neigung zum Erkranken abgebende Ursachen. Zu letzteren rechnete man Erblichkeit, gewisse Lebensalter und Constitutionen.

Es erbt nun aber Niemand direct eine Krankheit, sondern es handelt sich bei solch vermeintlicher Vererbung entweder um eine Ansteckung schon im Mutterleibe, oder um eine durch gewisse angeerbte Bildungsfehler mit auf die Welt gebrachte Neigung zu gewissen Krankheiten.

So z. B. ist es bei der Lungenschwindsucht. Wird nach heutiger Anschauung diese Krankheit auch durch einen Bacillus (einen Spaltpilz) verursacht, so erbt doch Niemand solche von Mutter oder Vater, sondern er erbt nur einen schwach gewölbten Brustkasten oder ein muskelschwaches Herz, Verhältnisse, welche für Niederlassung und Vermehrung jenes Tuberkelpilzes günstig sind.

Ebenso wird durch das Zahnen, durch die Pubertätsentwickelung niemals Jemand direct krank, sondern es geben diese Entwickelungsperioden nur eine ungünstige Zeit ab geringerer Widerstandsfähigkeit gegen allerhand directe Krankheitsmomente, insofern der sich in solchen Entwickelungsphasen verändernde Organismus sich in die alten äußeren Bedingungen erst einleben muß.

Ebenso ist die Reconvalescenz eine gefährliche Uebergangszeit, in welcher jeder kleine physische oder psychische Reiz leicht Schwankungen der Körperwärme, der Pulsfrequenz, Rückfälle in die eben überstandene Krankheit macht.

Was geschieht nun aber, so fragen wir weiter, mit und im Organismus, wenn ein Krankheitsreiz auf ihn eingewirkt hat?

Der Körper reagirt zunächst auf den Reiz, d. h. er läßt der Krankheitsursache eine Reihe von Veränderungen in dem Leben seiner Zellen oder Zellencomplexe folgen.

Diese Vorgänge machen nun naiver Anschauung oftmals den Eindruck kluger Berechnung, bewußten Handelns, gleichsam als suche der Organismus selbstbewußt die ihn schädigende Potenz bestmöglichst wieder los zu werden, oder die bereits eingetretenen Störungen weise wieder auszugleichen.

Zweifelsohne besitzt der Körper eine Menge von Einrichtungen, welche eingetretene Störungen zu beseitigen vermögen. Das beweist ganz unzweideutig die Erfahrung, daß in der That eine Menge Krankheiten von selbst und ohne Kunsthülfe glücklich vorübergehen.

Es giebt demnach eine Naturheilung, und fragt sich für uns nur, wie wir dieselbe uns vernünftig erklären können. Denn so oft wir im Organismus zweckmäßige Einrichtungen antreffen, nehmen wir dieselben nicht als ein weises und gütiges Geschenk des Schöpfers einfach hin, — denn damit wäre alle Forschung zu Ende — sondern wir suchen sie genetisch und ursächlich zu ergründen.

Nun haben wir bereits gesehen, wie sich im Laufe der Zeiten alle lebenden Wesen zu immer größerer Vollkommenheit entwickeln mußten. Zu solcher Vervollkommnung gehört aber, neben größtmöglichster functioneller Differenzirung der Körpertheile, auch die beste Bewaffnung gegenüber den Gefahren des Lebens. Damit der Organismus „kein bloßes Spiel sei von jedem Hauch der Luft", sondern geschickt zum Kampfe gegen äußere Angriffe und reparaturfähig, wenn doch etwas in ihm in Unordnung geräth, deshalb mußte er sich im Laufe vieler Generationen allerhand Vertheidigungsmittel zulegen und aneignen.

An einzelnen Beispielen von Ausgleichungen eingetretener Störungen werde ich mich bemühen, diese scheinbar selbstbewußt auf einen Heilzweck gerichteten Vorgänge der Naturheilung als aus rein mechanischen Ursachen entstanden zu demonstriren.

Alle Einrichtungen des Körpers, welche eine Naturheilung ermöglichen, sind darauf gerichtet, den Menschen gegenüber Lebensgefahren zu erhalten und zwar entweder als Individuum oder als Gattung.

Letztere werde ich, als außerhalb unserer Aufgabe liegend, nicht besprechen. Sie können aber bei Darwin eine Menge interessanter Beispiele dafür finden.

Der scheinbar zweckmäßigen Einrichtungen aber, welche der Erhaltung unser Individualität gegenüber krankmachenden Reizen dienen, die wir kurz Naturheilmittel nennen können, deren giebt es zweierlei Art:

1) solche, welche einer Erkrankung vorzubeugen geeignet sind. Wir wollen sie als **Schutzmittel** oder **präventive Natur=heilmittel** bezeichnen, und:

2) solche, welche **eingetretene Störungen** wieder ausgleichen = **directe Naturheilmittel.**

Lassen Sie uns zuerst von den **Schutzeinrichtungen** sprechen.

Wenn uns ein kleines Insect ins Auge fliegt, dort Schmerzen macht und eine Entzündung zu erzeugen droht, so wird dasselbe durch eine Vermehrung der Thränenflüssigkeit häufig ertränkt und hinweggespült.

Es regten in solchem Falle die durch das Insect und seine Bewegungen gereizten sensibeln Nervenfasern der Augenbindehaut reflectorisch im Rückenmark die Secretionsnerven der Thränendrüsen an, deren Reizung den Thränenfluß erzeugte.

Fliegt ein solches Insect in unsere Nase, so niesen wir und schleudern es dadurch heraus. Hier lösten die Empfindungsnerven der Nasenschleimhaut im Rückenmark eine bestimmte Reihe von Bewegungsnerven (Muskelnerven) aus, deren Effect eben eine Nieß=bewegung ist.

Kommt uns ein Bissen z. B. wenn wir beim Schlingen lachten, in die „unrechte Kehle", d. h. in den Kehlkopf (weiland Prof. Bock pflegte zu sagen: „in den Schrei — hals statt in den Schluck — hals"), so erregt dieser Bissen als „Fremdkörper" hier Husten, durch welchen er oft wieder hinaus befördert wird. — Die Erklärung ist dieselbe, wie im vorigen Beispiele.

Gelangen kleinere Fremdkörper, z. B. Staub=Partikelchen, an dem Kehlkopf vorüber bis in die Luftröhre und deren Verzweigungen (die Bronchien), so bemächtigen sich die Wimpern der Luftröhren=Schleimhaut dieser Eindringlinge und schlagen sie wieder oben hinaus, ähnlich wie beim „Prellen" im Kinderspiele.` — Auch die Flimmer=zellen sind eine Schutzvorrichtung, die sich ihrer Zweckmäßigkeit wegen der sich heraufarbeitende Mensch an einigen Körperstellen erhalten hat.

Bleibt eine abgebrochene Nadelspitze im Fleisch des Fingers einer Näherin stecken, so eitert sie entweder heraus, d. h. durch ein=tretende Entzündung sich bildender Eiter lockert die Nadel und spült sie, wenn er durch die Haut bricht, mit heraus, oder die Entzün=

bung führt nicht zur Eiterung, sondern zu einer Bindegewebsneu=
bildung, zu einer Kapsel von relativ hartem Gewebe, welche nun
die Umgebung vor der Nadelspitze schützt.

Hier haben wir zwei Wege zugleich, auf denen Entzündung,
ein sonst so gefürchteter Vorgang, zum Schutzmittel wurde.

Auch die gefährliche Trichine wird durch solche Einkapselung
eingesargt und unschädlich gemacht.

Ein weiteres, häufig von der Natur verwendetes Schutzmittel
ist die Paarigkeit der Organe.

Mit einer Art Galgenhumor tröstet sich Mancher damit, daß
man mit nur „Einer Lunge“ auskommen könne. Und in der That
treten bei paarigen Organen, wie eben den Lungen, die Collegen
in der Noth für einander ein.

In den Nieren entledigt sich das Blut gewisser Schlacken,
namentlich des Stickstoffs, der in der Form von Harnstoff und
Harnsäure mit dem Urin entleert wird. Wird nun eine Niere
functionsunfähig, so nimmt die andere an Größe zu und besorgt
die Arbeit der ersteren mit.

Geht von den paarigen Knochen des Vorderarms oder Unter=
schenkels der eine durch eine Verletzung oder Operation verloren,
so verdickt sich der zweite und ersetzt ihn so.

In den beiden Fällen ist die Erklärung für diese Compensation
die, daß die zweite Niere und der zweite Knochen dadurch, daß größere
Anforderungen an ihn gestellt werden, wächst und leistungsfähiger
wird. Es gilt von diesen Kameraden das Goethe'sche Wort:

„Er wächst mit seinen größeren Zwecken.“

Wir haben hier einen Cirkel, nur keinen circulus vitiosus,
sondern utilis vor uns, ein zweckmäßiges Ineinandergreifen der
Kräfte in folgender Weise. Zunächst größere Anforderungen an das
nunmehr unpaarige Organ. Weil größere Arbeit, deshalb vermehrter
Stoffwechsel mit gesteigerter Blutzuströmung. Durch erhöhten Stoff=
wechsel Volumenszunahme und letzterer entsprechend größere Leistungs=
fähigkeit. Die Armmuskeln des Schmieds verdicken sich durch das
Schwingen des Hammers und parallel der Vergrößerung der Quer=
schnittsfläche des Muskels wächst dessen Contractionsenergie, wie
experimentell nachgewiesen ist.

Ebenso mechanisch erklärt es sich, wenn bei der Verstopfung oder Veröbung einer Ader ein sogen. Collateralkreislauf entsteht. Man stelle sich die Spree in mehreren Armen durch den Spreewald fließend vor. Tritt in einem Hauptarm derselben durch Hindernisse eine Wasserstauung ein, so werden die Nebenarme mehr Wasser bekommen und anschwellen. Ebenso im Blutcirculationssystem: Verstopft sich eine größere Arterie, so drückt das vom Herzen getriebene Blut auf die oberhalb von der Verstopfungsstelle abgehenden Zweige der Arterie und erweitert sie. Haben nun die Aestchen dieses Zweiges Verbindungen (Anastomosen) mit den Aestchen eines unterhalb der Verstopfungsstelle von der Arterie abgehenden Zweiges (was häufig der Fall ist), so fließt nunmehr das Blut durch diese sich erweiternden Anastomosen um die Verstopfungsstelle herum.

Im Venensystem macht sich die Ausgleichung solcher Circulationshindernisse dadurch leicht, daß die Venen meist zu zweien eine Arterie begleiten und diese dann für einander eintreten können.

Paarig sind auch die Arterien an den Extremitäten, insofern als es hier oberflächliche und tiefliegende giebt.

Werden nun die oberflächlich gelegenen durch Muskelcontractionen, also z. B. bei der Arbeit zeitweilig comprimirt, so strömt das Blut für diese Zeit durch die tiefliegenden und mehr geschützten Arterien.

Wo es an Anastomosen fehlt, da wird auch Verengung oder Verstopfung einer Ader meist gefährlich, z. B. in der Pfortader.

Einen ferneren Schutz gegen Störungen gewährt dem Menschen sein Instinct, d. h. die Fähigkeit unbewußter Erfahrungsschlüsse.

Verlor Jemand durch Schwitzen oder häufige Entleerungen oder endlich durch Blutungen viel Körperwasser, so greift er zum Glase und trinkt. Es treibt sein Instinct ihn an, auf diese Weise seinen Wasserverlust zu ersetzen.

Ein Anderer hat aus irgend welchen Gründen eine Zeitlang vorwiegend von Brod gelebt. Er bekommt nun größeren Appetit nach Fleisch. Weil sein Körper von dem Stärkemehl des Brodes auf die Dauer nicht bestehen kann, so begehrt er instinctiv den andern Hauptnahrungsstoff, nämlich den im Fleisch am meisten vorhandenen Proteïnstoff.

An den Pforten des Speisecanals und Athmungsrohres, an Mund und Nase, stehen zwei Wächter, welche Niemanden von verdächtigem Aussehen durchpassiren lassen. Diese Wächter sind Geschmack und Geruch. Wenn in jener hübschen Fabel das Bienchen der Gärtnerin, welche sich wundert, daß es an allen Blüthen sauge, während doch manche Blüthe Gift habe, antwortet: „Ja, das Gift laß' ich darin", so ist dies eine poetische Umschreibung für die Thatsache, daß die Thiere und auch der natürliche Mensch, vom Instinct geleitet, nur das genießen mögen, was ihnen auch wirklich gut ist. Der durch Uebercultur der Natur und ihrer Warnungsstimme entfremdete und dann meist schon kranke Menschen-Magen nur verlangt allerlei zweideutige Gerichte, wie Potpourris, haut-goût u. dergl.

Als eine Schutzeinrichtung zur Gesunderhaltung unseres Körpers ist es vielleicht auch anzusehen, wenn vom Rande des Abgrunds uns ein Schwindelgefühl zurücktreibt und in der Nacht, „die keines Menschen Freund", uns leicht Grauen befällt.

In moralischer Beziehung ist dem Menschen sein Gewissen ein Warner, den sinnlichen Lockungen nicht zu weit zu folgen und die Lehren der Tugend nicht zu umgehen, welche zugleich Lehren der höchsten Lebensklugheit sind, d. h. Lehren zur Erhaltung der besten Gesundheit, größten geistigen Frische und Zufriedenheit.

Doch weit noch über das nur mit Instinct versehene und durch Instinct vor Gefahren geschützte Thier vermag sich durch seine Vernunft zu schützen der vielbegabte Mensch.

> „. . Er weiß dem ungastlichen
> Froste des Reifes und
> Zeus' Regenpfeilen zu entflieh'n.
> Ueberall weiß er Rath."
>
> (Sophokles. Antigone.)

Mit dem Kleide der Thiere umhüllt er die Haut, Feuer erwärmt ihm die wohlgefügte Behausung und so sich schützend gegen die Unbilden des Wetters und Klimas, vermag er, allein unter allen Geschöpfen, in allen Zonen der Erde zu leben, nahe des Nordpols eisiger Kälte, wie in der Tropen glühender Luft.

Aber seine hohe Organisation brachte doch auch einen Nachtheil der Ausdehnung seiner natürlichen Heilmittel.

Während nämlich bei niederen Thieren ganze Körpertheile, die verloren gegangen, sich wieder ersetzen, z. B. bei Salamandern und Eidechsen der ganze Schwanz, bei Tritonen abgeschnittene Beine und selbst das Auge, ist bei den Menschen dieses Regenerations= vermögen ein weit beschränkteres.

Hiermit sind wir bei jener zweiten Reihe zweckmäßiger Ein= richtungen des Körpers angekommen, die nicht mehr zum Schutz gegen Gefahren dienen, sondern zur Ausgleichung von Störungen, welche trotz jener Schutzmittel eintraten.

Hier zeigt sich nun ganz besonders, daß der Körper kein zu= fälliges Gemenge von Zellen, von Zellenindividuen ist, sondern ein gar wohlgeordnetes Ganze, gleichsam eine Versicherungsanstalt auf Gegenseitigkeit.

Daß Störungen minimaler Art, nur eine oder wenige Zellen umfassend, sich durch die Lebensthätigkeit derselben ausgleichen, können, dürfen wir a priori wohl annehmen, so schwer es sich im gegebenen Falle auch wird nachweisen lassen. Die allermeisten Störungen und alle wichtigeren aber erstrecken sich über größere Territorien und dann müssen zur Wiederherstellung der kranken Mischung, Form oder Function, die allgemeinen Communications= mittel des Körpers hülfreich eingreifen, nämlich das Blut, vor allem aber die Nerven.

Von diesem Gesichtspunkte aus gleicht der Körper einer Waage, die, wenn sie angestoßen wird, eine Weile hin= und herschwankt, dann aber ihr Gleichgewicht wieder findet.

Die mancherlei Regulations= und Compensirungseinrichtungen, welche der Körper besitzt, verdienen unsere volle Bewunderung und ein von ihnen begeisterter Arzt, der leider früh verstorbene Pro= fessor Cohnheim, hat sie „Einrichtungen von geradezu poetischer Schönheit" genannt.

Wir wollen zunächst von jenen Regenerationsvorgängen und Ausgleichungserscheinungen in den Geweben sprechen.

Hat Jemand an der Hand eine kleine Hautabschürfung erlitten, so wird er dieselbe bald von selbst wieder geheilt sehen.

Die Oberhaut erneuert sich eben fortwährend. Jedermann weiß, daß sie sich beständig abschilfert, daß Nägel und Haare, eben= falls Oberhautgebilde, so oft sie auch beschnitten werden, immer wieder nachwachsen.

Anmerk. Von Haaren z. B. hat man berechnet, daß im mittleren Lebensalter pro Tag 60 Stück durchschnittlich ausfallen und meist wieder ersetzt werden.

Findet nun, wie bei jener kleinen Hautwunde, gewaltsamer Substanzverlust in diesen Gebilden statt, so wird derselbe durch den Nachwuchs eben bald wieder ersetzt.

Regenerationen finden sich auch im Knochengewebe und im Bindegewebe von beträchtlichem Umfange.

Stirbt ein Stück Knochen in Folge von abgeschnittener Nahrungszufuhr oder traumatischer Zertrümmerung ab (Necrosis), so bildet sich um ihn herum neuer Knochen, das necrotische Stück meist umschließend (die sogen. Knochenlade). Und bricht ein Knochen entzwei, so wächst er unter günstigen Umständen durch Knochen= neubildungen an der Bruchstelle wieder zusammen (Callus).

Bei dieser Regeneration von Knochengeweben, wie bei fast allen anderen Regenerationsprocessen helfen die kranken Zellen sich nicht selbst, sondern es wird der Wiederersatz nur möglich durch Zwischen= glieder, nämlich durch Zuhilfenahme von zeitweiligen Aenderungen der Blutströmung und Zellenernährung, Aenderungen, die wir be= zeichnen als örtliche Blutwallung (Hyperämie), Entzündung oder Fieber. Da aber bei all diesen Vorgängen Nerveneinfluß mit im Spiele ist, so dürfen wir sagen: Jede erhebliche gewebliche Aus= gleichung (und wie wir sehen werden, auch jede andere) kommt nur unter Vermittelung der Nervencentren zu Stande.

Nach eingetretener Fractur eines Knochens findet sich an der Bruchstelle größere Blutmenge ein. Die Umhüllungshaut des Kno= chens (das Periost) wird durch Ernährungsflüssigkeit, die aus diesem Blute austritt, stark durchfeuchtet und läßt nun eine Menge neuer Zellen entstehen, durch deren spätere Imprägnirung mit Kalksalzen das neue Knochengewebe (der Callus) entsteht. — Außer bei den Oberhäuten (der Epidermis und dem Epithel) finden wir ächte Regeneration bei dem Bindegewebe, dem Muskel und Nerven.

Neugebildetes Bindegewebe enthält oft auch neue Blutgefäße, neue Lymphgefäße, bisweilen auch neugeformte Nerven.

Quergestreifte Muskelfasern bilden sich nun in der Recon= valescenz von Typhus und sogen. progressiver Muskel=Atrophie, durch welche zehrenden Krankheiten ein Verlust an solchen statt= gefunden hatte.

4*

Nerven bilden sich nicht allein mit neuem Bindegewebe neu, wie wir schon bemerkten, sondern es regeneriren sich auch, wie man experimentell nachwies, ausgeschnittene Nervenstücke von 2—8, ja selbst von 12—20 *mm.* Länge.

Der Regeneration schließt sich am besten die Wiederanheilung von ganz losgetrennten Körpertheilen an.

Es können abgehauene Nasen und Fingerspitzen, auch Ohren, wenn sie noch frisch mit dem Muttertheile wieder innig verbunden werden, vollständig wieder anwachsen. Eigentlich keine reine Natur=heilung mehr, sondern schon Kunstheilung, denn der Mensch muß dabei helfen und die beiden Theile in Connex bringen. Immerhin aber thut doch die Natur das Beste dabei, indem sie den Kreislauf zwischen den Adern des Mutterbodens und des abgetrennten Stückes wieder herstellt und die getrennten Zellen wieder dauerhaft sich ver=einigen läßt.

Nicht streng zur Naturheilung gehörig, doch eng verwandt mit dieser Wiederanheilung und die Heilkraft unseres Körpers charak=terisirend, sind die Vorgänge des Anwachsens fremder einem anderen Theil desselben Körpers oder überhaupt einem anderen Körper entnommener Körpertheile, Vorgänge, welche also dem Pfropfen, Oculiren und Copuliren der Pflanzen analog sind.

In Bezug auf Ertragfähigkeit solcher Versuche steht der Mensch aber nicht nur unter dem Salamander, sondern selbst weit unter der Pflanze.

Aerztliche Kunst hat in zweifacher Weise solche künstliche Propf=versuche beim Menschen versucht.

Bei den sogen. plastischen Operationen werden Hautstücke aus ihrem bisherigen Zusammenhange durch das Messer getrennt, mit frisch wundgemachten Hauträndern an einer anderen Stelle genau durch die Naht vereinigt und heilen dann an. Die ersten Versuche dieser Art haben schon die alten Inder gemacht. (Yayurveda des Susrata.)

In neuerer Zeit hat man auch Knochenstücke verschoben, in anderer Lage wieder festwachsen lassen und damit Defecte, z. B. den sogen. Wolfsrachen zugedeckt. (Langenbeck.)

Ferner hat man bei schwer oder gar nicht heilenden Haut=geschwüren fremde Hautstücke aufgelegt, sie anwachsen lassen und dadurch die Vernarbung befördert (Réverdin hat 1869 experimentell nachgewiesen, daß weißen Menschen aufgesetzte Hautlappen anderer Weißen nicht nur, sondern auch von Negern, ja selbst von Kaninchen anwuchsen. Auch die Einheilung eines transplantirten Zahnes hat man schon beobachtet. (Mitscherlich 1863.)

Ein weiterer Ausgleichungsvorgang in den Geweben ist außer der Regeneration und ähnlicher Processe die Art von Volumenszunahme eines Organs, der wir den Namen Hypertrophie (Ueberernährung) beilegen.

Sie ist die Folge einer Abweichung von der normalen Ernährung, die wieder eine Entzündung zur Ursache hat.

Solche Hypertrophie finden wir an Haut, Knochen, Muskeln und Drüsen, von gesunden sowohl als auch von kranken Leuten.

Daß ein und dieselbe Ernährungsveränderung im normalen wie im kranken Zustande (also physiologisch wie pathologisch) vorkommt, und zwar als Folge derselben Veranlassungen, das kann uns neben anderen Gründen ebenfalls als Beweis dafür dienen, daß Gesundheit und Krankheit nicht wesentlich entgegengesetzte, sondern ähnliche Dinge sind, gleichsam zwei Schwestern, die einander gleichen und nur durch verschiedene Lebensschicksale und äußere Einflüsse in Etwas verschieden geworden sind.

Wenn ein Fußgänger im Anfange einer längeren Wanderung anfangs jeden Stein unter seiner Sohle schmerzhaft fühlt, allmählich aber, je mehr Horn sich auf seiner Fußsohle ansetzt, desto besser marschiren lernt, so wird er diese Hornbildung gewiß als etwas sehr Zweckmäßiges und Nützliches betrachten.

Machte ihm aber sein Schuster den Stiefel so eng, daß sich beim Gehen auf den Zehen ein sogen. Hühnerauge, eine Hornhaut beschränkten Umfangs, bildete, so wird er für diese doch ganz analoge Bildung weder seinem Schuster noch der Mutter Natur dankbar sein, sondern läßt das krankhafte Product gern künstlich entfernen.

Die zunehmende Dicke und Leistungsfähigkeit der Armmuskeln eines Schmiedes erscheint Jedem als ein Vortheil. Wird aber ein Herzmuskel, der, weil sich dem Blutstrom Hindernisse entgegensetzen, stärker arbeiten muß, dadurch dicker, so sagen die Leute: Der arme Mensch leidet an einer Herzhypertrophie. Und doch ist letztere ebenfalls ein Vortheil, denn sie wirkt compensatorisch und gleicht, für eine Weile wenigstens, Kreislaufstörungen aus.

Diese Beispiele beweisen, wie verwandt Gesundheit und Krankheit sind und wie schwankend diese Begriffe oft im Urtheile der Welt.

Kompensatorische Muskelhypertrophieen finden sich ferner zuweilen auch bei den Athemmuskeln und gleichen dann erschwerte Athmung (z. B. durch sogen. Emphysem) aus.

Auch glatte Muskeln können hypertrophiren, wenn sie vermehrte Widerstände zu überwinden haben, daher solche Hypertrophie am häufigsten vorkommt oberhalb verengter Stellen (z. B. der Speiseröhre, von Blutgefäßen).

Hypertrophie einer Niere bei Schwund der anderen, des linken Leberlappens bei Atrophie des rechten, sind Belege dafür, daß auch in Drüsen durch hypertrophische Neubildung von Drüsengewebe compensatorische Ausgleichung von Störungen stattfinden kann.

Bei allen diesen Neubildungs= und Ernährungsvorgängen der Gewebe fehlt wohl niemals als unterstützendes Moment größere Blutströmung (Hyperämie) zu den kranken Theilen.

Nun strömt aber doch das Blut nicht aus eigener Machtvollkommenheit oder aus eigenem Bewußtsein gerade dahin, wo es gebraucht wird, sondern es wird in seiner Bahn gelenkt wie Rosse am Wagen. Die Zügel aber sind beim Blutlauf die sogen. sympathischen Nervenfasern, welche in den Wänden der Blutgefäße enden.

Werden diese Nervenfasern gereizt, erregt, so bewirken sie eine Contraction der in den Aderwänden befindlichen glatten Muskelfasern, dadurch Verengerung des Gefäßkalibers und Verminderung der in der Zeiteinheit dasselbe durchströmenden Blutmenge.

Erschlaffen sie aber beim Nachlaß des Nerveneinflusses, so erweitert sich die Ader und es durchströmt sie mehr Blut pro Secunde.

Somit hängt die jeweilige Blutmenge eines Organs von den sympathischen Nerven und von dem Centrum ab, in dem letztere ihre Erregung empfangen.

Aber auch diese Centren handeln nicht aus eigener Weisheit, noch vermag menschlicher Wille Blut da oder dorthin zu dirigiren. Die Arbeit der sympathischen Nervenfasercentren hängt vielmehr wieder von ihrer Ernährung ab, die durch das ihnen zuströmende Blut bewirkt wird. Je nach dessen Quantität oder Qualität richtet sich die Erregungsart jener Nerven.

So sehen wir eine innige wechselseitige Einwirkung der Körper=
bestandtheile auf einander, welche bei eingetretener Unordnung das
Gleichgewichtsverhältniß wieder herzustellen eifrig bemüht ist.

Das Blut, welches innerhalb der lebenden Ader stets flüssig
bleibt, gerinnt bekanntlich an der Luft und bildet schon da, wo
es aus einer verletzten Ader ausströmt, z. B. in einer Wunde,
einen Propf. Diese Propfbildung, welche weiteren Blutverlust
häufig ein Ziel setzt, ist gleichfalls als eine „weise“ Einrichtung
anzusehen.

Kommt es wegen der Stärke des Blutstromes aber zu solch'
zweckmäßiger Propfbildung nicht, so steht dem Körper noch ein Noth=
behelf zu Gebote, vollständiger Verblutung vorzubeugen, das ist die
Ohnmacht. In Folge der Blutleere werden die Contractionen des
Herzens schwächer und schwächer, endlich kaum mehr wahrnehmbar,
das Bewußtsein schwindet, der Körper liegt regungslos da. Nun=
mehr ist es dem nur noch schwach fließenden Blute möglich, in der
Wunde zu gerinnen. Die Blutung steht. Der Mensch erwacht aus
der Ohnmacht, dem Scheintode, zu neuem Leben.

Eine Blutung kann aber auch an und für sich zweckmäßig sein,
namentlich wenn sie nur aus den kleinsten Aederchen, den Capillaren,
erfolgt und dadurch auch nie zu reichlich wird.

, Mancher hat es vielleicht an sich selbst schon erfahren, wie wohl=
thuend zweckmäßiges Nasenbluten bei eingenommenem Kopfe ist oder
wie in seiner Folge das Fieber nachließ. Ebenso sind Hämorrhoidal=
blutungen, d. h. solche aus den Venen des Mastdarmes oft sehr
erleichternd.

Hierher gehören schließlich noch die sogen. vicariirenden Blu=
tungen. Es kann, wenn aus irgend einem pathologischen Grunde
die physiologischen Blutungen des weiblichen Geschlechts, die Menses,
ausbleiben, dann eine andere Blutung, z. B. aus der Nase oder aus
Fußgeschwüren zum Ersatz eintreten.

Der Blutwallung schließen wir die Entzündung an und dieser
das Fieber.

Diese beiden Processe sind, wie das Niesen und wie häufig
die Blutwallung, Reactionen des Organismus auf Schädlichkeiten
und Störungen der inneren Harmonie, Reactionen, welche nach=
theilig und selbst gefährlich werden können, andererseits aber den
kranken Körper häufig der Genesung und Erhaltung entgegenführen.

Entzündung können wir charakterisiren als ein unter den Erscheinungen von Hitze, Röthe, Geschwulst, Schmerz und Functionsstörung auftretender Proceß, der meist mit Blutwallung beginnt, oft mit Ausschwitzung (Exsubation) oder Eiterung verläuft und endlich entweder vollkommen zurückgeht oder zu Gewebsneubildungen, oder schließlich zu örtlichem (Necrosis) oder allgemeinem Tode führt.

Ich habe im Verlaufe unserer Betrachtungen schon mehrmals auf nützliche Entzündungsvorgänge aufmerksam gemacht. Ich erinnere an die Einkapselung von Fremdkörpern, die Knochenneubildungen nach Beinbrüchen und füge dem nur noch hinzu den oftmaligen Nutzen sogen. abhäsiver Entzündung, wodurch dem Durchbruch von Eiter in eble Organe manchmal vorgebeugt wird, und schließlich den Vortheil, welchen der Ausgang von Entzündung bisweilen gewährt, den man Verkalkung nennt. Ich weise auf die Verkalkung der Trichinen und auf die falschgelagerten Leibesfrüchte hin, welche als sogen. Steinkinder (Lithopädien) viele Jahre lang ohne Nachtheil vom Organismus beherbergt werden können.

Das Fieber, von dem es seines schwer zu ergründenden Wesens wegen eine beträchtliche Anzahl von Definitionen giebt, bezeichnet man neuerdings als eine Reaction des Körpers auf in das Blut gelangte schädliche Agentien (häufig Bacterien), welche eine Lähmung der Nervencentren und dadurch eine Störung der Wärmeregulation des Körpers hervorbringen. Letztere, und zwar die Erhöhung der normalen Körperwärme ist uns das wesentlichste und wichtigste Symptom von Fieber.

Cohnheim nennt es eine, wenn auch nicht gefahrlose, so doch immerhin weise Einrichtung unserer Natur. Und in der That, wenn wir sehen, wie gewisse Ausschlagskrankheiten der Kinder, z. B. Masern, Rötheln, Windpocken, Scharlach u. s. w. unter Fiebererscheinungen in einer bestimmten Zahl von Tagen ohne Medicin und Doctor und oft ohne alle schlimmen Folgen verlaufen und vorübergehen, und zwar so, daß dieselbe Krankheit im Leben desselben Individuums niemals wiederkehrt, — dann dürfen wir wohl sagen, daß das diese Processe begleitende Fieber dem Organismus von Nutzen gewesen ist. Wir stellen uns vor, daß der Körper unter Zuhilfenahme höherer Temperatur (der Fieberhitze) die Bacterien, welche nach heutiger Anschauung Ursachen jener Krankheiten sind,

in einer gewissen Zeit vernichtet und einem späteren Eindringen
derselben Pilze den zum Vermehren derselben geeigneten Nährboden
nicht mehr bietet.

Diese Auffassung des Fiebers muß zur practischen Folge haben,
nicht mehr so rücksichtslos wie bisher gegen dasselbe vorzugehen,
sondern vielmehr ihm seine unzweifelhaft auch guten Seiten abzu=
lauschen.

Ich schließe, um den Leser durch zu viele Beispiele nicht zu
ermüden, mit der Beschreibung von nur noch zwei Regulirungs=
Apparaten unseres Körpers, die wegen ihrer Schönheit das Interesse
ganz besonders fesseln, nämlich der Athemregulirung und dem
Wärmehaushalt des Körpers.

Es besteht, wie wir sahen, der das Leben unterhaltende Stoff=
wechsel hauptsächlich durch Verbindung der verzehrten Nährstoffe
mit dem durch die Lungen eingeathmeten Sauerstoff der Luft.
Mit jeder Einathmung saugt der Brustkasten eine Quantität Luft
durch die Nase und Mund in die Lungen ein, in deren Millionen
Bläschen (den Alveolen) diese eingeathmete Luft nur noch durch
ganz dünne Wandungen von dem vom Herzen nach den Lungen
seiner Verbesserung wegen getriebenen Blute getrennt ist.

Durch diese dünnen Membranen hindurch findet nun ein Gas=
austausch zwischen den Blutgasen und der Luft derart statt, daß
das Blut Kohlensäure abgibt und Sauerstoff einnimmt. Von Kohlen=
säure geläutert und reich mit Sauerstoff versehen, kehrt es dann
zum Herzen zurück, um seinen großen Kreislauf durch den ganzen
Körper zu beginnen.

Mit der nächsten Ausathmung stößt die Lunge jene Kohlen=
säure, die das Blut ihr ablieferte, durch die Nase hinaus und saugt
mit der darauf folgenden Inspiration frische Luft ein.

So gehts von des Kindes erstem Athemzuge bis zum Tode
ununterbrochen fort, selbst im Schlafe und ohne daß wir uns darum
kümmern. Aber doch kann unser Wille, wenns ihm beliebt, Tiefe
und Frequenz der Athmung ändern und thut das schon jedesmal
beim Lachen, Seufzen und Gähnen.

Die Athmung wird nun vom Nervensystem aus regulirt und
zwar liegt das Nervencentrum für das Athmungsgeschäft in dem
verlängerten Mark (dem im Nacken liegenden Verbindungsstück,
zwischen Hirn und Rückenmark). Von hier aus laufen Nerven zur

Lunge. Doch ist dieses Athmungsnervencentrum durch besondere Nervenfäden auch mit dem Großhirn, dem Sitz des Willens, verbunden, sonst könnte dieser es nicht beeinflussen.

Dies Athmungsnervencentrum im verlängerten Mark wird, wie alle Körpertheile, auch durch das vorbeiströmende Blut ernährt, und von der Art dieser seiner Ernährung hängen wieder seine Leistungen ab; besonders aber ist dieselbe durch Kohlensäure erregbar.

Halten wir nun die Athmung eine Weile an, z. B. beim Lauschen, so findet währenddeß eine Kohlensäureanhäufung im Blute statt, das Athmungsnervencentrum wird dadurch gereizt und löst nunmehr einige energische Athembewegungen aus, um so das kleine Versäumniß im Lungenluftaustausch wieder einzuholen.

Lachen umgekehrt thut uns so gut, weil durch die damit verbundenen tiefen Inspirationen mehr des belebenden Sauerstoffes dem Blute zugeführt wird.

Auf hohen Bergen ist die Luft bekanntlich dünner und ein Liter solcher Bergluft enthält deshalb etwas weniger Sauerstoff, als ein gleiches Quantum Thalluft. Würden wir auf dem Berge ebenso langsam und flach athmen wie auf der Tiefebene, so würde unser Blut etwas weniger Sauerstoff in der Zeiteinheit aufnehmen. Das ist der Grund, weshalb wir auf der Höhe tiefer und frequenter athmen. Wir stärken dadurch nebenbei sehr vortheilhaft die Muskulatur unserer Brust, aber wir handeln so nicht aus Klugheit, sondern aus rein mechanischen Gründen.

Ganz dasselbe Causalitätsverhältniß findet in krankhaften Zuständen statt.

Ist ein Theil der Lungenbläschen unwegsam geworden (z. B. durch eine schlecht geheilte Lungenentzündung), so athmen wir stärker, damit der gesunde Rest der Lunge in derselben Zeiteinheit eine ebenso große Sauerstoffmenge bekommt, wie die vorher ganz intacte Lunge.

Weil im Fieber, wegen der stärkeren Verbrennung und des erhöhten Stoffwechsels bei diesem Zustande, der Körper eine größere Menge Sauerstoff braucht, als in der Norm, deshalb athmen wir im fiebrigen Zustande gleichfalls schneller, während von der anderen Seite auch das Herz dann schneller schlägt, um pro Secunde mehr Blut den Lungen behufs des Gasaustausches zuzuführen.

Nun zur Wärmeregulation.

Bei gewissen chemischen Verbindungen von Stoffen wird bekanntlich Wärme frei. Die chemischen Processe des Stoffwechsels im Körper produciren natürlich gleichfalls Wärme. Man hat nun berechnet, daß durch diese Production der Körper in einer halben Stunde durchschnittlich um 1°, in 24 Stunden also um 48° wärmer gemacht werden könnte. Eine solche Temperaturerhöhung der Körperwärme aber würde nothwendig den Tod des Organismus zur Folge haben. Der bedeutenden steten Wärmeproduction muß daher ein erheblicher und fortwährender Wärmeverlust gegenüberstehen.

Nun beweist uns die Thermometermessung am Menschen, daß, von ganz geringen Schwankungen abgesehen, seine Eigenwärme sich beständig auf gleichem Niveau erhält. Mag er unter dem Aequator oder nahe den Polen, im Eiskeller oder am Backofen sich aufhalten, mag er arbeiten oder ruhen, immer beträgt dieselbe gegen 37° C.

Erscheint das nicht geradezu wunderbar? Einem Gärtner wird es schon recht schwer, in seinen Treibhäusern eine gleichmäßige Temperatur zu erzielen. Wodurch aber wird dem Organismus unter so wechselnden Verhältnissen und Bedingungen ein derartiges Reguliren zwischen Zufluß und Abfluß der Wärme möglich, daß eine solche Constanz der Körperwärme das Resultat ist?

Auch hier bieten keine Lebensgeister, keine guten kleinen Kobolde die hilfsreiche Hand, sondern das feine Spiel allein von mechanischen Kräften, von der Erfahrung unterstützt, erklärt die wunderbar scheinende Wirkung.

Es wird im Körper die Wärme hauptsächlich durch die Verdauung und durch Arbeit erzeugt, darum am meisten in den Drüsen und Muskeln, während der Wärmeverlust besonders durch die Lungen und durch die Haut stattfindet, am meisten durch die letztere. Dieser Wärmeverlust geschieht auf dreierlei Weise, nämlich durch Ausstrahlung, durch Fortleitung und endlich durch Verdunstung. Besonders ist die Verdunstung wirksam. Der Schweiß führt eine beträchtliche Abkühlung der Körperwärme herbei.

Beginnt nun durch erhöhten Stoffwechsel die Wärmeproduction des Körpers zu steigen, so übt die durch die erhöhte Verbrennung entstandene Vermehrung der Kohlensäure im Blut zunächst einen Reiz aus auf das Athmungscentrum (wie wir bereits wissen) und schnelleres Athmen mit größerer Wasserverdunstung durch die Lungen ist davon die Folge.

Zugleich aber wirkt diese Kohlensäure auch auf das Nervencentrum der Hautschweißdrüsen und auf das derjenigen Nerven reizend ein, welche zu den Blutgefäßen der Haut laufen. Diese Reizung aber löst sowohl eine reichlichere Secretion von Schweiß aus, als auch eine Erweiterung des Kalibers jener Hautadern. Es strömt nun pro Secunde mehr Blut durch dieselben und wird aus diesem mehr Wärme durch Ausstrahlung an die den Körper umgebende, meist kühlere Luft abgegeben.

Diese Regulation unterstützen wir nun namhaft instinctmäßig.

Jede Abweichung von der normalen, dem gesunden Organismus zum gehörigen Ablauf der Lebensprocesse nöthigen Körperwärme erzeugt auch in den feinfühligen Nerven eine Veränderung ihrer normalen Zusammensetzung und Functionirung, welche gewisse, unangenehme sogen. Gemeingefühle in uns wachruft, Hunger, Durst, Frost u. s. w. Diese erregen wieder Triebe nach Dingen, welche erfahrungsmäßig jene unangenehmen Empfindungen verscheuchen.

Braucht der Körper zu besserer Heizung Brennstoff, so verschafft er sich durch den erwachenden Appetit Nahrung. Wir essen, regen dadurch den Stoffwechsel an und produciren so mehr Wärme. Braucht der Körper Brennstoff und erhält keine Nahrung oder ungenügende, sei es, weil der Arme nichts zu essen hat oder des Reichen Magen krank ist und nicht verbaut, so hält sich der Körper an das in dem Bindegewebe des Körpers aufgespeicherte Fett und verbrennt zunächst dieses, später, wenn dieses aufgezehrt ist, macht er sich auch an die Muskulatur, an das Fleisch.

Darbende und längere Zeit kranke Menschen werden deshalb mager, erst fettarm, dann auch muskelschwach und frieren meist trotz alledem.

Wir können aber auch durch größere Muskelthätigkeit die Wärmeproduction erhöhen. Es ist wissenschaftlich festgestellt, daß durch eine einzelne Muskelzuckung die Temperatur des Muskels um $0{,}001 — 0{,}005^\circ$ C. steigt. Darum bewegen wir uns stärker, wenn wir frieren. Zur Winterzeit sieht man wenig Müßiggänger auf der Straße schlendern, alles eilt und rennt, und der Droschkenkutscher an der Ecke schlägt mit den Armen sich kräftig die Brust.

Der Südländer ist im Allgemeinen träge und mit frugaler Kost zufrieden, der Nordländer arbeitsamer, dafür aber ein starker Beef=steak=Esser.

Durch seinen Temperatursinn geleitet, vermehrt aber der Mensch außerdem auch noch mit Ueberlegung seine Eigenwärme durch dickere Kleidung, Heizung seiner Wohnung, durch Bäder und warme Getränke und vermindert sie durch die entgegengesetzten Mittel, und allein dadurch wird er fähig, in allen Klimaten der Erde zu leben.

So geht, meist ohne unser Zuthun und während unser Geist vielleicht sich mit hohen Problemen beschäftigt, der Körper, welcher ihn ernährt und erhält, von seinen Regulirungseinrichtungen geleitet, seinen ruhigen, gesetzmäßigen Gang, einer Spieluhr gleich (wie Prof. Pflüger einmal sagte), die Millionen der verschiedensten Melo=dieen spielt und welche auf Millionen von möglicherweise im Laufe des Lebens eintretenden Bedürfnissen genau berechnet und eingestellt ist.

Aber ganz vollkommen kann diese Lebensuhr doch nicht sein, denn wie könnten dann Krankheiten oft zum Tode führen, wenn unser Leib für jede Störung ausreichende Ausgleichungsmittel be=sitzt? Wie dürften dann so viele Krankheiten Fehler und Schmerzen zurücklassen, wenn die natürlichen Heilmittel vollkommen wären? Wie könnten wir überhaupt erkranken, da wir mit so viel Schutz=mitteln gegen die Feinde der Gesundheit gewappnet sind? Ja warum überhaupt stirbt der Mensch, wenn seine Organisation eine voll=kommene ist?

Die Sectionen Gestorbener zeigen, daß volle Neunzehntel unter ihnen an einer nachweisbaren bestimmten Krankheit gestorben sind, und wenn wir vom letzten Zehntel sagen, daß es lediglich an Alters=schwäche sein Leben geendigt hat, so ist auch hier die Bezeichnung Altersschwäche gegenüber der Krankheit wissenschaftlich sehr anfechtbar.

Denn der lateinische Satz: „Senectus ipsa morbus“, d. h. das Greisenalter ist schon an und für sich eine Krankheit, hat viel Wahres. Wenn ein alter Mann, dem nie im Leben „ein Glied weh gethan hat“, schließlich ruhig im Lehnsessel einschläft, so werden wir trotz der scheinbar eisernen Gesundheit seines Lebens oft in seinem Kör=per bei der Section eine Menge von Anomalien finden, welche uns das Erlöschen seines Lebenslichtes erklären.

Wir sterben sämmtlich von Geburt an, langsamer oder schneller, dem Tode zu, schneller, wenn wir einen mühsamen, gefährlichen

Beruf wählten, wenn Noth uns vielfache Entbehrungen auferlegte und Unglücksfälle unsere körperlichen und seelischen Kräfte aufrieben. Wir leben um so länger, je mehr unsere ganze Lebensweise in dem gewohnten Gleise bleibt und wir uns den Gleichmuth der Seele bewahren können.

Der arme Lohnarbeiter bringt sein Leben durchschnittlich nur auf 30 Jahre, 52—54 Jahre lebt der Künstler, der Lehrer, der Arzt, ein wenig länger schon (56—60 Jahre) höhere Beamte und Kaufleute und am ältesten wird der Geistliche, dessen Leben 65—68 Jahre währt.

Jedenfalls aber, mögen wir an Krankheit oder an sogen. Alters=schwäche gestorben sein, ist Krankheit und Tod ein Beweis der Unvollkommenheit, Mangelhaftigkeit und Unzulänglichkeit der natür=lichen Schutz= und Heilmittel unseres Organismus.

Es würde mir nicht schwer werden, an sämmtlichen Beispielen, die ich für die Zweckmäßigkeit unseres Körpers anführte, die Grenze der Schutz= und Ausgleichungsmittel anzugeben, an denen sie unzu=länglich und zwecklos werden. Doch genügen einige Hinweise, zumal ich auf diese Grenzen schon hie und da hingedeutet habe.

Fremdkörper wirft der Organismus oft hinaus oder macht sie unschädlich, mancher aber starb an einem im Halse stecken gebliebenen Knochen oder an einer verschluckten Nadel, und die Trichinen, wenn sie schließlich auch eingekapselt werden, tödten zuvor doch zahlreiche Menschen.

Paarige Organe vertreten einander, aber wenn sie nun beide erkranken, was nicht selten der Fall ist, was dann?

Das Blut bildet Pröpfe in den Wunden und sucht an Hinder=nissen seines Kreislaufs vorbeizukommen, was oft ihm gelingt, oft aber auch nicht, und an Verblutung sehen wir manchen sterben, trotz der Gerinnbarkeit des mit der Luft in Contact gekommenen Blutes.

Wir haben treue Wächter zwar für unsere Gesundheit in und an den Sinnesorganen. Aber das Auge erkrankt gar oft, auch durch äußere Einflüsse, obwohl es in den Thränen, den Lidern, den Wimpern und Brauen, der Schutzeinrichtungen manche besitzt, und die Schutzleute, die an Mund und Nase eine weise Natur uns postirte, sie lassen trotz aller ihrer großen Erfahrungen über Vaga=bonden doch so manchen zum Schaden des Organismus durch, namentlich wenn er in der Tarrnkappe mikroskopischer Kleinheit als Bacterie seinen Einzug hält.

Mit Regenerationsvermögen ist unser Körper, wie wir sahen, nur sehr mangelhaft ausgerüstet. Von der Haut schon ersetzt sich nur das oberste Häutchen, die Epidermis, durch gleiches Gewebe wieder, alle tiefern Wunden aber hinterlassen bindegewebige Narben, die schlimme Folgen haben können.

Hat ein Arbeiter eine Entzündung an der Hand (die Hand sich „verpellt") und kommt der Eiter zum Durchbruch und dann eine Narbe zu Stande, so zieht diese manchmal die Finger krumm und macht den auf seiner Hände Arbeit angewiesenen armen Menschen broblos und unglücklich.

Wie langsam heilen manchmal doch Geschwüre, aus Wunden oder Abfcessen hervorgegangen, selbst unter geschickter ärztlicher Behandlung!

Man kann von Waschfrauen hören, daß sie schon 5, 10, 15 Jahre sich mit einem schmerzhaften und lästigen Unterschenkelgeschwür herumschleppen, ohne es zur Heilung zu bringen. Solche arme Frauen, die am Waschtroge Tag und Nacht stehen, können die wochen- und monatlange Hochlagerung ihrer kranken Extremität, die zum Heilen solch' torpider Ulcera nöthig ist, eben meist nicht ermöglichen.

Kinder mit scrophulösen Geschwüren genesen nicht eher, bis man sie unter günstigere Lebensbedingungen bringt, oft erst, wenn man sie ins Soolbad oder an die See schickt.

Hypertrophie des Herzmuskels compensirt wohl den Klappen= fehler des Herzens, aber auf immer? Nein — und unter allen Umständen? Durchaus nicht. Eine Weile wohl, aber auch nur, wenn solcher Patient alle körperlichen und geistigen Strapazen ver= meidet. Er muß dem Club entsagen, in dem er Abends sein Gläs= chen trank und sein Pfeifchen schmauchte, darf Treppen nicht mehr steigen, er muß jedem Aerger, der sein Herz erregen könnte, sorg= sam aus dem Wege gehen und darf keine weiten Fußreisen machen.

Wie entzückend schön ist doch die Wärmeregulirung im mensch= lichen Haushalt! Und doch beweist sowohl schlimme Erfahrung ihre Mangelhaftigkeit, als auch das wissenschaftliche Experiment ihre Grenzen.

Es kann ein unbekleideter Mensch nur in einer Temperatur

bis zu 27° C. herab seine Eigenwärme behaupten und ein unzureichend genährter und dünn angezogener Mann, der bei starker Winterkälte im Freien ermüdet oder berauscht liegen bleibt und einschläft, ist der Gefahr des Erfrierens im höchsten Grade ausgesetzt.

Während umgekehrt Soldaten, in Sonnenschwüle in dichter Colonne und angestrengt marschirend, oft vom Hitzschlag getroffen niedersinken, weil durch die Muskelanstrengung beim Marschiren die Wärmeproduction in ihrem Innern gesteigert wird, die Wärmeabgabe aber durch Mangel an kaltem Getränk und durch verhinderte Wärmeausstrahlung wegen der Dichtheit der Colonne nicht reichlich genug stattfindet.

Es beweisen physiologische Experimente an Thieren, daß diese, wenn sie unter 18° C. Körpertemperatur im Wasser künstlich abgekühlt werden, sich oft davon nicht wieder erholen können und umgekehrt, daß ihren Körper selbst die profuseste Schweißsecretion nicht vor Ueberhitzung bewahren kann, wenn man sie in trockene Luft von 50—60° C: bringt. Bei feuchter Luft genügen schon geringere Temperaturgrade.

Was der Mensch an Temperatursteigerung seines Innern ertragen kann, werden wir sogleich bei der Besprechung des Fiebers sehen.

Das Fieber, ein Symptomencomplex, dem eben die Erhöhung der Körperwärme seinen Charakter verleiht, ist, wie wir sahen, das Resultat einer Schwächung der normalen Wärmeregulirung. Und wenn wir dasselbe auch, in gewisser Hinsicht, als eine weise Einrichtung der Natur ansahen, so ist andererseits doch nicht zu vergessen, daß kein pathologischer Vorgang so häufig Gefahren mit sich bringt und in gleicher Häufigkeit und in gleichem Grade ärztliches Handeln bestimmt, wie gerade das Fieber.

Schon die große Aufzehrung der Körperkräfte bei anhaltendem Fieber kann beunruhigend werden.

Man hat berechnet, daß die tägliche Consumption im Fieber 7 ⁰/₀₀ des Körpergewichts beträgt, daß aber ein Thier nur 40 ⁰/₀ seines Körpergewichts in Folge von Nahrungsentziehung verlieren kann, ohne dem Hungertode zu verfallen.

Ich finde eine Berechnung von Fleischmann, wonach ein Kind von 4 Wochen während der Dauer einer fieberhaften Lungenentzündung in 12 Tagen 880 *grm.* Körpergewicht einbüßte!

Gefährlicher aber als Abmagerung und Gewichtsabnahme ist die excessive Steigerung der Körperwärme im Fieber.

So gehen Kaninchen und Meerschweinchen zu Grunde, sobald durch Verhinderung der Wärmeabgabe ihre Temperatur auf 43—44° C. gestiegen war.

Steigt beim Menschen die Temperatur von 37° C. bis auf 40°, so entfaltet der Arzt bereits den gerade in neuester Zeit sehr vermehrten Apparat künstlicher fiebermindernder Mittel. Er wendet kühle Einwickelungen und kalte Bäder, Chinin, Salicylsäure, Antipyrin ꝛc. an, weil er aus Erfahrung die schlimmen Folgen einer solchen Temperaturhöhe, namentlich wenn sie andauert, kennt. Bei 42° C. ist die Prognose schon höchst ungünstig und eine Blutwärme von 43—44° führt mit absoluter Sicherheit, und in der Regel rasch, des Menschen Tod an Herzlähmung herbei.

Wir sehen aus alledem, daß die Mechanik der Körpereinrichtungen, die physikalisch-chemischen Kräfte, die im Körper walten, gar schön und weise eingerichtet sind, daß wir aber bei aller Reichhaltigkeit der natürlichen Ausgleichungswege von Störungen oft erkranken und in Gefahr schweben. Und selbst, wenn eine Störung, Dank des Organismus zweckmäßigen Einrichtungen, auch wieder ganz beseitigt scheint, oft eben trügt dieser Schein und es blieb an dem krank gewesenen Theile doch eine Schwäche, eine Neigung zu Rückfällen zurück (der locus minoris resistentiae der Alten), welche eben der Ausdruck von Fortbestehen kleiner Krankheitsreste ist. Oder es hinterließ die Krankheit allerhand störende Producte: Narben, Verengerungen von Kanälen, Functionsstörungen allerlei Art, welche der Ausgangspunkt späterer Erkrankungen werden können.

Kurz, alle Schutz-, Compensirungs- und Regulirungsmittel des Organismus sind oft unzureichend, Krankheiten zu verhüten, bleibenden Störungen zu entgehen oder frühzeitigen Tod von uns abzuwenden.

Die Naturheilung ist eine mangelhafte.

———

IV.

„Denn ein heilender Mann ist werth,
wie viele zu achten." (Homer.)

Aus der Unzulänglichkeit der Naturheilung resultirt die Berech=
tigung der Heilkunst. Wo die Natur den Menschen mit ihrem
Schutze im Stiche läßt, da sucht menschliche Wissenschaft und Kunst
sie zu ergänzen und es tritt mit dem Wissen seiner Väter ausge=
stattet und durch eigene Erfahrung bereichert in ihre Lücken ein der
hülfreiche Arzt, meist als Diener der Natur, als ihr Minister, doch
bisweilen auch als ihr Magister, ihr Meister. —

Uralt ist des Menschen Bestreben, den natürlichen Mängeln
seiner Organisation auf künstliche Weise nach= und aufzuhelfen. Da
man aber in jenen alten Zeiten Krankheiten nicht natürlich erklärte,
sondern als Götterschickungen ansah, wurden sie nur mit Gebeten
und Gelübden behandelt und war die Heilkunde nur ein Theil des
religiösen Kultus. Die Priester sammelten aber doch einige ärzt=
liche Kenntnisse und Erfahrungen, und aus denen des Asklepios,
des Heilgottes der Griechen, bildete sich ein ärztlicher Orden heraus,
aus welchem auch Hippokrates, der größte empirische Arzt des Alter=
thums, hervorging.

Allmählich entwickelte sich bei den Griechen und Römern ein
Stand gebildeter Aerzte, neben denen freilich, gerade wie heute,
Quacksalber, Naturärzte und Bartscheerer ihr Wesen trieben. Im
Mittelalter entstanden, nachdem die edle Heilkunst wieder ganz von
unten, mit Badern und Barbieren angefangen und ärztliches Wissen
nur in den Klöstern ein kümmerliches Dasein gefristet hatte, erst
im 11. Jahrhundert ärztliche Schulen, unter anderen die berühmte
Schule von Salerno, welche die Gesundheitsregeln in Verse faßte
und von der noch der Spruch stammt:

„Nach dem Essen sollst du ruh'n
oder tausend Schritte thun."

In diesen Schulen wurde der ärztliche Stand zuerst organisirt, es fand ein Examen, Verleihung des Doctortitels und damit die eidliche Verpflichtung des jungen Doctors auf gewissenhafte Aus= übung seines Berufes statt.

Nunmehr wurden auch Universitäten mit medicinischen Facul= täten gegründet. Der Staat sorgte für Ausbildung wissenschaftlicher Aerzte, gab ihnen Rechte und bestrafte jede Art von Pfuscherei.

Trotzdem nun noch lange Zeit Aberglaube und Schwärmerei, Astrologie und Alchemie die Medicin beherrschten, die Aerzte auf der einen Seite roher Empirie huldigten, auf der andern Seite in künstliche Systeme die Natur zu zwängen versuchten, nahm doch die Wissenschaftlichkeit der Aerzte stetig zu und mit dieser wuchs ihr Ansehen im Publikum. Und wie der Staat nun den Arzt ihm und dem allgemeinen Wohle verpflichtet betrachtete und ihn für seine Zwecke in Anspruch nahm, vertraute auch das Publikum in Krank= heitsfällen den Aerzten als solchen, die da wüßten und könnten, was Wissenschaft und Kunst im jedesmaligen Falle zu leisten im Stande wären. Das Verhältniß zwischen ihm und dem Arzte war sogar — ich spreche jetzt vom Anfang dieses Jahrhunderts — ein intimeres als heute. Denn was bei den damaligen noch mangel= haften positiven Grundlagen der Heilwissenschaft dieser an Object= tivität und Sicherheit ihrer Mittel abging, das ersetzte der Arzt durch seine Menschenkenntniß, sein Eindringen in die intimeren Familienverhältnisse und in die Eigenartigkeit seiner Patienten. Daher die große Bedeutung der Individualität damaliger Aerzte und die vielen Originale unter ihnen, von denen noch hunderte kleiner Anecdoten cursiren.

Heutigen Tages ist die Medicin exacter und objectiver geworden. Dem Arzte wird der Patient mehr zum Gegenstand, den er mit allen physikalischen Untersuchungsmitteln der Neuzeit beobachtet und erforscht. Auch ist die Medicin so umfangreich geworden, daß sie in Specialfächer zerfällt und zum Theil von Specialärzten aus= geübt wird, die natürlich ihren Clienten weniger nahe treten, als ein vieljähriger Hausarzt.

Diese Ursachen und das Drängen des Zeitgeistes nach bürger= licher Selbständigkeit, Erwerbsfreiheit, Unabhängigkeit vom Staate in allen Berufsarten, haben auch im medicinischen Fach eine Locke= rung zwischen Staat, Arzt und Publikum zu Wege gebracht. Folge dieser Richtung war die gesetzliche Freigabe der ärztlichen Praxis an Jedermann, Vorbehalt einer staatlichen Prüfung nur noch für persönliches Belieben, für die Erfordernisse von Staat und Gemeinde, Aufheben der wissenschaftlichen Gewähr für das Publikum.

In England, das eine derartige „Gewerbefreiheit" schon lange besitzt, hat sich nun neuerer Zeit das praktische Bedürfniß erwiesen, im Medicinalwesen von dem Systeme vollständiger Freiheit zu dem der Beaufsichtigung durch den Staat zurückzukehren.

Mag man bei uns die heutigen Einrichtungen beklagen oder beglückwünschen — wie dies Beides geschieht — jedenfalls müssen wir als praktische Leute mit ihnen rechnen. Wir betrachten die allgemeine Kurirfreiheit als einen Appell an die Bildung des deutschen Volkes. Wir hoffen von dieser Bildung, daß sie jene Freiheit nicht sich und andern zum Schaden mißbraucht, wollen aber das Unsere redlich dazu beitragen, daß dies nicht geschehe und daß das deutsche Volk sein eigenes Wohl und den Werth wissenschaftlich gebildeter, erfahrener und technisch geübter Aerzte voll erkenne.

Letzteres erscheint um so nothwendiger, als die jetzt im Publikum überhandgenommene Halbbildung vielfach dem Hochmuth Nahrung gegeben hat zu meinen, daß einige Kenntniß der Gesundheitspflege, welche sich leicht aus populär-medicinischen Schriften erlernen lasse, zur Erhaltung der Gesundheit und Heilung bei Krankheit hinreiche.

Solch irriger Anschauung gegenüber lohnt es wohl etwas eingehender die Fragen zu behandeln: Wie und in welchem Umfange ist eine Kunsttheilung möglich? Und in welchen Fällen ist ein Arzt berechtigt, in die natürlichen Heilprocesse handelnd einzugreifen?

Diese Fragen lassen sich kurz und bündig dahin beantworten:

Einmal, daß Kunsttheilung im Allgemeinen da beginnt, wo Naturheilung aufhört, und zweitens:

daß ein Arzt die Pflicht hat, zunächst die Natur walten zu lassen, dann aber auf seine Studien und Erfahrungen gestützt, einzugreifen, wo die natürlichen Einrichtungen unzureichend, unzweckmäßig oder ohnmächtig sind.

Denn ärztliche Kunst kann unter Umständen nicht nur weitergehend helfen als die natürlichen Heileinrichtungen des Körpers, sondern oft auch schneller und angenehmer.

Wenn z. B. in Folge einer Ernährungsstörung ein Knochen abstirbt, so wird zwar von der Nachbarschaft her neuer Knochen gebildet, oder wenn ein paariger zweiter Knochen vorhanden ist, übernimmt letzterer die Functionen des abgestorbenen mit, der todte Knochen aber bildet einen störenden „Fremdkörper" im Organismus, dessen dieser sich lange vergeblich zu entledigen sucht. Es tritt dann wohl eine Eiterung ein. Der Eiter bricht nach außen durch, aber es bleibt nun ein Fistelgang zurück, aus dem der sich immer neu bildende Eiter von Zeit zu Zeit aussickert. Eine solche Knochenfistel kann viele Jahre bestehen und ist nicht nur ein ekelhaftes Uebel, sondern kann auch die Leistungsfähigkeit des betroffenen Körpertheils bedeutend hindern.

Der zugezogene Chirurg erweitert rasch entschlossen die Wunde, entfernt das kranke Knochenstück (den Sequester), legt einen „antiseptischen" Verband an, und bald kann der arme Handwerker, auf dessen Wiederarbeitsfähigkeit eine broblose Familie mit Schmerzen harrt, vollständig ausgeheilt wieder zu Axt oder Hobel greifen.

Ein anderer hat als Complication eines Gelenkrheumatismus eine Erkrankung der Innenwand des Herzens bekommen, welche letztere leider die Schlußunfähigkeit einer Herzklappe zur Folge hatte. Der feine, in einander greifende Mechanismus des Herzpumpwerkes ist dadurch in Unordnung gerathen, das Blut, welches durch die Contraction des Herzens vorwärts, in die Adern hinein, strömen sollte, ergießt sich nun zum Theil auch rückwärts durch die nicht mehr schließenden Ventile hindurch. Es kommt zu Blutstauungen, zu Lungencatarrhen und Wassersucht.

Die Natur strebt, wie wir bereits wissen, diese Schäden durch Herzhypertrophie auszugleichen. Das Herz arbeitet schneller und kräftiger und treibt dadurch ein größeres Blutquantum pro Minute in die Arterien.

Für viele Fälle genügt eine solche Hypertrophie.

Werden z. B. bei starken Fußmärschen oder durch die Gewohnheit sehr reicher Mahlzeiten zeitweise größere Anforderungen an das Herz gestellt, so entspricht dieses durch Verstärkung seiner Musculatur und Erhöhung seiner Energie diesen Anforderungen vollständig und bildet sich, wenn der eine seinen Dinerfreuden, der andere seinem anstrengenden Berufe entsagt, dann wieder auf sein früheres Volumen zurück.

Ist aber, wie in unserem Falle ein Ventilfehler vorhanden, so gleicht jene compensatorische Herzhypertrophie zwar die Störungen im Kreislaufe auch wieder aus, aber doch nicht sehr lange und nicht für stärkere Anforderungen.

Leben solche Patienten sehr vorsichtig und stellen sie, durch körperliche und geistige Ruhe, Vermeidung reicher Mahlzeiten und namentlich der Alcoholica, keine größeren Anforderungen an ihren Herzmechanismus, so geht alles eine Weile ganz gut. Aber kleine Störungen verbleiben doch, die sich allmählich summiren. Es kommt eine Zeit, wo die Compensation unzureichend wird, allerlei Leiden und Veränderungen am Körper auftreten und der Patient beim Arzte Hilfe sucht.

Dieser hat nun in der Digitalis purpurea, dem rothen Fingerhut, ein vortreffliches Heilmittel. Die Blätter dieser Pflanze enthalten Substanzen, welche die Herznerven mächtig beeinflussen und einen größeren Blutdruck in dem Arteriensystem erzeugen.

Wird dieses Mittel dem Patienten vorsichtig gereicht, so hebt sich sein geschwächter Puls wieder, seine Beschwerden schwinden, er fühlt sich wieder vollständig wohl und kann — falls er nur vorsichtig ist — noch Jahre lang seines Lebens sich freuen.

Diese zwei Beispiele mögen zum Beweise genügen, daß ein Arzt manchmal mehr leistet als die Natur.

Anstatt sich aber der Natur anzuschmiegen, ihre Mittel und Wege zur Ausgleichung von Störungen emsig zu studiren, die Ausdehnung der natürlichen Heilmittel genau zu beachten und die Natur walten zu lassen, so lange und so weit sie ihre Sache gut macht, da aber, wo sie das nicht mehr thut, ihre Heilbestrebungen künstlich nachzuahmen und mit genauer Kenntniß der Wirkung aller arzneilichen Mittel und sonstigen Heilpotenzen den gestörten Organismus zur Norm weise und vorsichtig zurückzuführen — statt dessen ist die Heilkunst oft nach zwei Richtungen hin in die Extreme gerathen, nämlich in das des Zuvielthuens und des Zuwenigthuens. Nihilismus einerseits, Vampyrismus anderseits haben im Laufe der Zeiten mit einander häufig gewechselt. Jetzt befolgen wir die goldene Mittelstraße und wenn auch in der Gegenwart in Folge des Aufschwungs der Chirurgie und der Entdeckung neuer, kräftig wirkender Arzneimittel, die technokratische Richtung der Heilkunst in einer, wie mir scheint, schädlichen Weise vorwaltet, so wird sie zweifelsohne bald corrigirt werden und ist sie auch gar nicht zu vergleichen mit dem gewaltthätigen Vorgehen früherer Aerzte, ihren massenhaften Blutentziehungen, Verordnungen von Unmengen von Tränken und „höllischen Latwergen".

Wer empfindet nicht inniges Mitleid mit Ludwig XIII. von Frankreich, wenn er hört, daß diesem König in einem einzigen Jahre von seinem Leibarzte Boucard 47 Aderlässe, 212 Lavements und 215 Arzeneitränke verordnet wurden?

Wen überläuft nicht ein Schauer bei der Mittheilung, daß ein Arzt, Gui Patin (geb. 1602), drei Tage alten Säuglingen zur Ader ließ, daß Botallo (geb. 1530) in acuten Krankheiten 4—5 mal Aderlässe von je 3—4 Pfund Blut empfahl, daß der französische Arzt Broussais und seine Anhänger mit ihrer Vorliebe für Anwendung von Blutegeln es dahin brachten, daß, während im Jahre 1824 nur 300 000 Blutegel nach Frankreich eingeführt wurden, ihre Zahl drei Jahre darauf die ungeheure Ziffer von 33 Millionen erreichte? Wir meinen, es sei nur eine schwache Sühne, daß Broussais sich selbst in den ersten drei Tagen seiner letzten Krankheit 4 Aderlässe und 60 Blutegel verordnete, dann noch 2 Aderlässe und ungezählte Mengen von Blutegeln!

Der Mailänder Rasori (1762—1837) verschrieb in Einer Woche 134 gr. Aconit und machte Aderlässe sogar probeweise, um damit „hinter die Natur der Krankheit" zu kommen!

Auch „der alte Heim", der 1834 in Berlin starb, war wegen seines dreisten Vorgehens bekannt. Blücher nannte ihn deshalb scherzweise „seinen Collegen". Heim hat manchmal demselben Kranken 80—100 mal zur Ader gelassen, und als sein Zeitgenosse Hufeland ihm einmal Vorwürfe „wegen seines verwegenen Spiels mit den stärksten Giften" machte und ihn fragte, was er denn zu Gott sagen würde, wenn dieser ihn zur Rechenschaft ziehe, da antwortete der alte Heim dreist: „Ich würde sagen: Alter, das verstehst Du nicht." —

Diesem gewaltthätigen Vorgehen und Pochen auf die ärztliche Kunst steht der Unglaube an dieselbe gegenüber, das sich gänzliche Verlassen auf die heilenden Kräfte der Natur. Es hat der Nihilismus, wie man diese Richtung nennen kann, zuletzt noch in der sog. „Neuen Wiener Schule" geherrscht. Ein älterer College, der während seiner Studienzeit diese Periode noch mit durchgelebt hat, erzählte mir, wie die Mediciner damals über Arzenei-Wirkung nur gespöttelt hätten. Die Kranken wurden beobachtet, gut gepflegt, aber nicht „behandelt". Heutzutage hat sich der Nihilismus nur noch, und zwar in versteckter Weise, in der Form der Homöopathie erhalten, welche aber nicht durch ihre minimalen und völlig wirkungslosen Arzenei=Dosen Heilwirkungen erzielt, sondern nur durch strenges Regime, sich aber wegen ihrer mysteriösen Gewandung und der bequemen, direct gefahrlosen Anwendungsweise ihrer „Arzeneien" bis heute als „besonderes System" erhalten hat.

Der Einheit unserer Wissenschaft gegenüber erkennen wir aber kein System und keine Schulen der Medicin mehr an und finden die Antwort, welche Zimmermann einst Friedrich II. auf dessen Frage: D'après quel système traitez-vous vos malades? gab, nämlich die: Votre majesté, d'après aucun, jenen Theorieen gegenüber sehr richtig. —

Der Arzt kenne die Vergangenheit seiner Wissenschaft und „stehe einmal wenigstens im Leben auf ihrer Höhe" (Virchow). Er sei genau vertraut mit den Lebensvorgängen des gesunden und den Ausgleichungsmitteln des kranken Menschen und mit den sämmtlichen heilbringenden Mitteln der Kunst, wenn er die Ausübung seines schönen Berufes beginnt. An der Hand rationeller Empirie aber sichte, berichtige, bereichere er dann sein theoretisch Erlerntes.

Welche Mittel und Wege stehen aber der ärztlichen Kunst zu Gebote?

Die natürlichen Heilmittel des Organismus zerfielen, wie wir sahen, in Schutzmittel gegen Erkrankung und in Wiederausgleichungsmittel nach eingetretenen Störungen.

Analog vermag ein Arzt zweierlei:

1) Krankheiten zu verhüten

               Prophylaxe, Hygiene

und

2) Krankheiten zu heilen

               Eigentliche Therapie.

Es wird von dem Könige Mithridates erzählt, er habe durch Einnehmen von immer größeren Mengen Gift sich allmählich an ziemlich große Gaben solcher gewöhnt. Aus der Neuzeit lassen sich dergleichen Beispiele von Gewöhnung noch manche anführen. Ich erinnere zunächst an die Morphiumsucht.

Während ein Ungewohnter von einem Centigramm des aus dem Opium gewonnenen Morphiums bereits Schlaf bekommt und von einem Decigramm schon in Todesschlaf verfallen kann, bringen es diese Gewohnheits-Morphium-Esser (oder besser: In-die-Haut-Spritzer) bis zu 1 *gr.* und mehr.

Die Opiumesser in Persien und in der Türkei kommen bis zu täglichen Gaben von 15 *gr.*! Eine außerordentliche Menge, wenn auch das Opium nur ¼ so stark wirkt, wie das Morphium.

Eins der gefährlichsten Gifte ist bekanntlich der Arsenik. Dennoch wird derselbe gewohnheitsgemäß von Bergsteigern in Steiermark gebraucht, welche dahinter gekommen sind, daß sein Gebrauch das Steigen erleichtert. Sie verzehren bis 0,3 *gr.* pro dosi, während der Arzt nicht über 5 Milligramm davon verordnen darf, ohne ein Ausrufungszeichen auf dem Recept dabei zu machen, d. h. die schriftliche Erklärung, daß er sich der Gefährlichkeit und Verantwortlichkeit seines Thuns vollbewußt ist.

Alle diese Opium-, Morphium- und Arsenikverzehrer richten allmählich ihr Nervensystem und ihren Körper zu Grunde, aber eine Weile vertragen sie das Gift ganz gut. Dasselbe läßt sich von den Gewohnheitstrinkern aussagen. Der Branntwein zwar reibt die Kräfte eines Arbeiters, der ihm huldigt, bald auf. Aber bis zu welchem großen Quantum von Alkohol bringt es in der Form von Bier ein alter Corpsstudent und bleibt anscheinend doch lange im Besitze von Gesundheit und geistigen Kräften?

Und den Giftstoff Nicotin, ein Alcaloid aus der Tabakspflanze, lernt der hochwohllöbliche Tertianer zwar erst nach bitterer Erfahrung und nach anfänglicher starker Reaction seines Magens genau kennen, doch später „nährt er sich davon mit Lust".

Es kann der Organismus des Menschen mithin sich an Manches, was anfangs ihn krank machen oder selbst tödten würde, allmählich gewöhnen. Die physiologischen Accommodations- und Regulirungsapparate im Menschen, die solche Gewöhnung vermitteln, müssen also eine gewisse Schwankungsbreite haben und bei verschiedenen Menschen intensiv oder extensiv verschieden sein.

Was aber durch Gewöhnung, also mehr oder minder zufällig, veränderlich ist, das muß auch durch Uebung, d. h. absichtlich und nach einem erstrebten Ziele hin, lenkbar und dehnbar sein und sich durch systematische Erziehung vervollkommnen lassen.

Hier sind wir schon bei einer werthvollen Methode der Krankheitsverhütung angelangt und zwar bei einer der wichtigsten. Dieses Hauptschutzmittel gegen Krankheiten heißt Abhärtung.

Je mehr der Mensch körperliche und geistige Strapazen ertragen lernt, desto seltener wird er erkranken und desto leichter auch Schädlichkeiten überwinden. Wie steht es nun aber mit der Erziehung unserer Jugend nach diesen zwei Richtungen hin?

Unendlichen Nutzen kann eine verständige Mutter schaffen, in deren Händen das Wohl des Kindchens die ersten Lebensjahre über ruht, wenn sie dasselbe vor Verweichlichung schützt, seinen Körper abhärtet (durch kühle Bäder, kalte Abreibungen und Uebergießungen 2c.) und den sich entwickelnden Charakter zu rechter Festigkeit leitet. Später ist die Schule von größtem Einfluß.

An methodischer Erziehung des Geistes läßt sie es nicht fehlen. Von den steigenden Anforderungen an das Leben gedrängt, stellt sie in der Gegenwart an Verstand und Gedächtniß der Schüler immer größere Aufgaben, leider sogar in so hohem Maße, daß Klagen über Schulüberbürdung und deren nachtheilige Folgen für die körperliche Entwickelung der Schüler immer lauter und zahlreicher werden. In der That spricht die von Klasse zu Klasse intensiv und extensiv zunehmende Kurzsichtigkeit der Knaben, die Menge der Rückgratsverkrümmungen bei jungen Mädchen, die Häufigkeit von Blässe, Blutarmuth, Nervenschwäche und nervöser Ueberreizung, die in nicht seltenen Fällen sogar zum Selbstmord!! schon führte, alle diese Erscheinungen sprechen laut dafür, daß wir uns mit unserer Erziehung auf einer schiefen Ebene befinden.

Nur im gesunden, kräftigen Körper kann die Seele, Verstand und Gemüth zu schöner Blüthe sich entfalten und gute Lebensfrüchte tragen! Wie richtig hatten das die alten Griechen erkannt, und in ihrer Jugenderziehung dem Rechnung getragen, die Spartaner, indem sie durch eine harte Schule der Entbehrung und Abhärtung ihre Jugend zu einem kriegerischen, patriotischen Geschlecht heranbildeten, das bald den Staat groß machte, die Athener aber, indem sie, höher gesinnt und weiter schauend, eine harmonische Ausbildung von Geist und Körper, jene καλοκαγαδία erstrebten und erzielten, welche heute noch unsere volle Bewunderung wach ruft!

In Deutschland hatte während des ganzen Mittelalters, in

welchem die Religion den Leib kasteien und abtödten hieß, die Körperpflege keine rechte Stätte finden können. In späterer Zeit betrachtete der absolute Staat Turner als der Demokratie verdächtig. Dagegen wurde unter Preußens großen Königen in diesem Lande ein strammes, kerniges, pflichtgetreues Geschlecht systematisch erzogen und konnte nur aus solchem Volke ein Kant mit seinem kategorischen Imperativ hervorgehen.

Das ist alles recht gut und schön, könnte Einer sagen, aber was hat der Arzt mit der Erziehung zu thun?

Ich meine sehr viel. Der nur in Nothfällen zugezogene Doctor hat freilich wenig Einfluß auf dieselbe, wohl aber der Hausarzt, der das volle Vertrauen der Familie genießt und es mit seinem Amte ernst meint. Noch ausgedehnteren Einfluß haben die Medicinalbeamten, die Staat und Gemeinde zur Ueberwachung aller hygienischen Angelegenheiten sich bestellt haben.

Es sind aber durch Abhärtung allein nicht alle Krankheiten zu verhüten, schon deshalb nicht, weil sie ihre Grenzen hat. Da eben zwei Factoren zum Zustandekommen einer Krankheit gehören, einmal der reagirende Körper und zweitens der Reiz, der Krankheitsreiz, welcher die Reaction hervorruft, so muß die Krankheitsverhütung sich auch jenen Reizen zuwenden.

Wir haben in einem früheren Kapitel gesehen, wie groß die Menge schädlicher Reize, wie mannigfach die Ursachen mithin der Krankheiten sind.

Diese krankmachenden Einflüsse dem Körper fern zu halten, in ihrer Wirkung abzuschwächen und andrerseits den Menschen geschickt zu machen, dieselben bestmöglichst zu ertragen und zu überwinden, das bildet zusammen den Inhalt der Gesundheitspflege oder Hygiene, deren wir eine private und eine öffentliche unterscheiden.

Die öffentliche Gesundheitspflege ist der Punkt, von dem aus die Medicin in den Kreis der Gesetzgebung eintritt. Der Arzt soll mitwirken sowohl bei Creirung neuer Gesetze, sowie bei polizeilichen Verordnungen, seine Stimme soll gehört werden bei den Einrichtungen der Schule, wie allen anderen öffentlichen Anstalten. Der Medicinalbeamte hat Luft, Trinkwasser, den Marktverkehr der Städte zu begutachten, Bauordnung, Abfuhrwesen, Verkehrsanstalten

hat er in gesundheitlicher Beziehung zu prüfen. Fabriken, Gefäng=
nisse, Krankenhäuser 2c. müssen zum öfteren von ihm untersucht
werden.

Solch vielseitiger ärztlicher Thätigkeit in Staat und Gemeinde
entspricht aber auch ein ganz ungeheurer Segen, für den ich wenig=
stens einige Beispiele anführen will.

Während im vorigen Jahrhundert, vor Einführung der Schutz=
pocken=Impfung die Pocken oder Blattern durchschnittlich den zehnten
Theil aller Menschen tödteten und ein zweites Zehntel verunstalteten
und allein in Europa 400 000 Menschen jährlich an dieser Krank=
heit starben, ist nach Einführung der Vaccination die Sterblichkeit
in Deutschland von 10 auf höchstens 1% heruntergegangen und
seit der obligatorischen Einführung der Impfung im Deutschen
Reiche (seit 1874) habe ich in meiner Praxis keinen einzigen Pocken=
kranken mehr gesehen!

NB. Daß diese so segensreiche Einrichtung nun noch Gegner
hat, liegt darin, daß manche Menschen eben nichts einsehen wollen.
Hat doch in den vierziger Jahren dieses Jahrhunderts ein Prof.
Wilbrand noch den Kreislauf des Blutes, sowie in unseren Tagen
ein Pastor noch die Umdrehung der Erde um die Sonne ge=
läugnet! —

Gute Kanalisationsanlagen und Zuleitung guten Trinkwassers
haben nachweislich die Sterblichkeitsziffer in Städten bedeutend herab=
gedrückt.

Welchen Segen ferner die Salubrität der Krankenhäuser brin=
gen kann, zeigt deutlich ein Vergleich der Sterblichkeit vor und
nach Einführung der sogen. antiseptischen Maßregeln, welche die
Vernichtung der die Infectionskrankheiten erzeugenden Spaltpilze be=
zwecken.

Es starben früher in Entbindungshäusern am Wochenbett=
fieber 10, ja bisweilen selbst 26% aller Wöchnerinnen! Heutzutage
(seit des Prof. Semmelweiß' Desinficirungsvorschriften) nur noch 1,
höchstens 2%! Und es würde heutigen Tages die Verwaltung einer
solchen Anstalt geradezu ein Vorwurf treffen, wenn sie die Sterb=
lichkeit höher anwachsen ließe.

Und wie in chirurgischen Krankenhäusern Gesundheitszustand
und Operationsresultate sich mit Einführung der Lister'schen Wund=

behandlung gebeſſert haben (etwa ſeit Mitte der 70er Jahre), darüber laſſe ich einen bedeutenden Chirurgen ſelbſt ſprechen (Prof. v. Nußbaum. Leitfaden zur antiſeptiſchen Wundbehandlung 1879). Dieſer ſchreibt:

„In meiner Klinik war die Pyaimie eingebürgert, alle compli= cirten Fracturen, nahezu alle Amputirten verfielen derſelben. Zur Pyaimie kam 1872 noch der Hoſpitalbrand, der ſich ſtetig vermehrte, ſo daß 1874 ſchon 80% aller Wunden und Geſchwüre ergriffen wurden u. ſ. w. Wer dieſe traurigen Zuſtände mit durchlebt hat und geſehen hat, wie ſie alle und alle, wie durch einen Zauber durch Liſter's Methode vertilgt wurden, der muß der ganzen Welt ſagen, daß die größte aller Erfindungen in der Chirurgie gemacht iſt .... Nirgends finden Sie in meinen kliniſchen Räumen ein Eryſipelas (Rothlauf) mehr, nirgends eine Phlebitis (Venenentzün= dung). Kein einziger Hoſpitalbrand iſt mehr beobachtet worden, die Pyaimie (Blutvergiftung) iſt verſchwunden, die Mortalität auf die Hälfte heruntergegangen“ u. ſ. w.

Sehr lehrreich ſind endlich vergleichende Beiſpiele aus dem Militärſanitätsweſen.

Ende des 18. Jahrhunderts, wo der preußiſche Militärarzt noch nichts zu ſagen hatte und unter dem Korporal ſtand, war die Mortalität im preußiſchen Heere (z. B. im Feldzuge 78/79) 35 mal ſo groß! als in der mit tüchtigen Aerzten und vortrefflichem Sani= tätsweſen ausgerüſteten ſächſiſchen Armee. Während dagegen aber im Krimkriege (1854) und im amerikaniſchen Kriege (1864) mehr als 4 mal ſo viel Soldaten an Krankheiten ſtarben, als in der Schlacht, betrug im deutſch=franzöſiſchen Kriege von 1870 die Sterblichkeit an Krankheiten auf deutſcher Seite nur die Hälfte von der in der Schlacht!

So lohnend ſind alle zweckmäßigen Einrichtungen öffentlicher Geſundheitspflege, eine ernſte Mahnung zugleich für den Bürger, allen ſanitätlichen Anordnungen möglichſt entgegen zu kommen, ſich aus Egoismus oder Bequemlichkeit der Anzeige anſteckender Krank= heiten nicht zu entziehen u. ſ. w.

Während aber dieſe öffentliche Hygiene ſich mehr mit den Krankheitserregern befaßt und weniger mit den von ihnen betrof= fenen Menſchen, berückſichtigt die private Geſundheitspflege jene

beiden zur Prophylaxe gehörigen Seiten in gleichem Maße. Sie
sucht einestheils den Menschen durch Abhärtung zu wappnen gegen
Krankheit machende Einflüsse der Umgebung, andrerseits sich eine
Kenntniß all der Dinge zu verschaffen, die krank machen können.

Die Gesundheitslehre umfaßt die Lehre vom Bau und von den
Lebensvorgängen des gesunden, wie auch des kranken Menschen, sie
setzt physikalische wie chemische Kenntnisse voraus, verlangt vorgängige Beschäftigung mit Zoologie und Botanik, mit Meteorologie
und Geologie, ja mit den Socialwissenschaften. Es ist das ein
Umfang, der des Laien Horizont weit übersteigt und kaum von
dem voll und ganz beherrscht werden kann, der die Wissenschaft der
Gesundheitslehre und ihre Anwendung sich zum Lebensberufe gemacht hat.

Da nun aber nicht Jedermann zu allen Zeiten und bei allen
Fragen des äußeren Lebens sich mit einem Arzte berathen kann,
sollte er wenigstens einige Kenntniß von den Einrichtungen seines
Körpers und dem, was diesem nützt oder schadet, sich zu eigen
machen. Neuerer Zeit verschmähen es selbst unsere größten Gelehrten nicht, durch populär-medicinische Schriften und Vorträge dem
Volke einen Auszug aus dem Wissenswerthesten auf dem Gebiete
der Gesundheitspflege zu verschaffen, und es ist in der That eine
solche Thätigkeit ebenso fruchtbringend für das Publikum, wie be-
friedigend für den, welcher sich ihr unterzieht.

Je mehr die noch junge Wissenschaft der Gesundheitspflege
erstarkt und Gemeingut des Volkes wird, in um so höherem Maße
wird dieses das theure Gut der Gesundheit sich erhalten, die doch
Grundlage alles Glücks und aller Zufriedenheit ist.

Auch der Arzt legt das Hauptgewicht seiner Thätigkeit auf
die Verhütung von Krankheiten und auf deren Beseitigung durch
diätetische Mittel. Er hält das Receptschreiben für das Geringste
in der ärztlichen Kunst und vermag es durch körperliches und
geistiges Regime vielfach zu umgehen. Er läßt mit wenigen Aus-
nahmen (Vergiftungen, gefährliche Verletzungen rc.), wo allerdings oft
nur sofortiges und energisches Einschreiten den Kranken vom Tod
und bleibendem Schaden bewahren kann, zunächst die Natur walten
und begnügt sich damit, den Kranken zuvörderst unter die zu seiner
Heilung günstigsten Bedingungen zu bringen. Wenn ihn aber im
weiteren Verlaufe der Krankheit seine Erfahrungen einen Kunst-

eingriff nöthig erscheinen lassen, dann greift er zielbewußt in seinen Arzneischatz oder zu anderen heilenden Potenzen.

Heilmittel im weiteren Sinnne sind ihm alle Mittel, die zur Beseitigung einer Krankheit dienen können, diätetische Mittel sowohl, wie solche von mechanisch-physikalischer Wirkung (z. B. Blutentziehung, Wärme, Kälte, Electricität, Massage ꝛc.) oder endlich eigentliche Medicamente.

Ueber die letzteren, die Arzneien, wird es nützlich sein, einige Worte zu sagen.

Differente Arznei-Mittel sind in der Hand des Arztes ebenso schneidige Werkzeuge, wie das Messer in der Hand des operirenden Chirurgen.

Und wie ein guter Chirurg sich dreimal bedenkt, ehe er dasselbe ansetzt und dem Menschen unwiederbringlich einen Körpertheil amputirt, so vorsichtig soll auch der „innere" Arzt beim Gebrauche differenter Arzneimittel, der sogen. giftig wirkenden Stoffe, sein und vollständig vertraut mit den Wirkungen derselben auf den Organismus. Wie aber eine Amputation, die sich als unumgänglich erweist, zur rechten Zeit und mit Geschick gemacht, einem Menschen Rettung vom Tode bringen kann, so sind auch Arzneien von der gütigen Vorsehung geliehen, mit Kunst bereitet und vernünftig angewendet, segenspendende Heilmittel. Wie unschätzbar ist z. B. der Arsenik bei Neuralgieen, das Atropin bei Augenleiden, und wer möchte das Opium missen, das Chloroform und andere schmerzbetäubende, schlafmachende Mittel?

> „Wer, freilich, sie nicht kennte
> Die Elemente,
> Ihre Kraft und Eigenschaft,
> Wäre nicht Meister
> Ueber die Geister."

Sorgfältig prüft deshalb die Pharmakologie die Wirkung der Arzneimittel, zuerst experimentell an Thieren, dann, auf die dortigen Erfahrungen und Erfolge gestützt, auch am Menschen, am gesunden sowohl wie am kranken, denn physiologische wie pathologische Wirkung eines Arzneimittels decken sich nicht immer. Jodkalium, sagt Binz z. B. (Vorlesungen über Pharmakologie 1884) zeigt eine ausgeprägte Thätigkeit erst dann, wenn der Organismus von einem Krankheitsstoffe

befallen ist, und schon so geringe Quantitäten von Arsenik, welche
keine einzige seiner sogen. physiologischen Wirkungen erkennen lassen,
vermögen hartnäckige Neuralgieen zu heilen.

Auch in der Anwendung chemischer Theorieen in der Therapie
muß man vorsichtig sein und erst Experiment und Erfahrung an=
hören. Es können chemisch verwandte Mittel auf den Organismus
ganz verschieden wirken, z. B. Kalium und Natrium. Kalium, sagt
Binz, beeinflußt Herz und Rückenmark bis zur Lähmung, Natrium
verhält sich dagegen ganz indifferent, während umgekehrt zwei
chemisch sehr verschiedene Körper: das Alcaloid Chinin und eine
Säure, die Salicylsäure, sich in ihrem pharmakologischen Werthe
sehr nahe stehen.

Dagegen müssen wir der neuen Chemie sehr dankbar sein dafür,
daß sie durch Darstellung der chemisch reinen Hauptbestandtheile der
Arzneimittel größere Sicherheit in der Arzneiverordnung herbei=
geführt hat.

Durch Versuche stellen wir die Beziehungen derselben zu einzel=
nen Organen und Organsystemen fest. Wir kennen jetzt genau die
Wirkung des Morphiums auf das Gehirn, des Amylnitrits auf die
Gefäße, des Eisens auf die Blutzellen, des Atropins auf glatte
Muskelfaser u. s. w. und wenden diese Mittel dementsprechend an.

Auch die Dosen sind genau festgestellt, die zur Erreichung einer
bestimmten Wirkung nöthig sind. In kleinen Mengen verwenden
wir das Chinin als nervenstärkendes Mittel, in großen zur Min=
derung des Fiebers. Kleinere Mengen von Opium wirken schmerz=
stillend und beruhigend, größere schlafmachend. Aber ein Arzt weiß
und berücksichtigt auch, daß die Gabe eines Mittels abhängig ge=
macht werden muß von dem Alter des Patienten, seinem Geschlecht
und seiner Erregbarkeit.

Wenn das Publikum recht wüßte, wie exact die heutige Me=
dicin neue Methoden und Arzneimittel prüft, ehe sie dieselben an=
wendet, wie viel alten Plunders sie ausgemerzt, einen wie viel
tiefern Einblick sie gewonnen hat in die physiologischen Wirkungen
nutzbringender Mittel, und welchen Schatz wohlgeprüfter wirksamer
Mittel wir heute besitzen, es würde zweierlei Thorheiten vermeiden:

Einmal nicht meinen, es sei mit sogen. diätetischen Mitteln
jede Krankheit zu heilen, und sich deshalb nicht mehr sogen. Natur=
ärzten oder homöopathischem Nihilismus in die Arme werfen, und

zweitens nicht fürchten, daß differente Mittel in der Hand eines vorsichtigen und humanen Arztes ihm schaden könnten.

Wären nur sonst immer die Leute vorsichtiger in der eigenmächtigen Verwendung arzneilicher Mittel auf Rath von alten Tanten und sogen. guten Freunden!

Welche Unsummen drastischer Mittel verschluckt das leichtgläubige Publikum, wenn sie ihm in der Tagespresse als „Universalmittel" oder „specifische Heilmittel" von gewissenlosen Verkäufern angepriesen werden!

Es werden, z. B. nur zum Behufe der Leibesöffnung, häufig die sogen. Morrison'schen oder auch Stahl'schen Pillen gebraucht, ohne daß man ahnt, daß erstere Gummi=gutti, letztere Aloe und Colocynthen enthalten, drastische Arzneikörper, die oft direct höchst nachtheilig wirken oder Frauen um frohe Hoffnungen betrügen können.

Ferner brauchen die Leute auf eigene Faust energische Kaltwasserkuren, oder Dampfbäder selbst mitten im strengen Winter, ohne zu bedenken, daß dergleichen Proceduren manchmal raschen Tod zur Folge haben.

Und auch der selbst verordnete Gebrauch ganz unschuldig scheinender Mittel, wie z. B. der des Hoff'schen Malzextracts, des Petsch'schen Apfelweins, von allerhand Kindernahrungsmitteln u. s. w. u. s. w. schadet nicht allein indirect dadurch, daß er die Anwendung sachgemäßer kunstverständiger Hülfe verzögert, sondern es können da, wo er nicht hingehört, Krankheiten dadurch eine unheilvolle Wendung erhalten.

Eine Hauptkunst des Arztes ist eben, zu individualisiren, d. h. seine Mittel der Individualität des Patienten und dem jeweiligen Stande des Krankheitsprocesses anzupassen, und das thut schematisirende Pfuscherei nie!

Der Methoden nun, durch welche die ärztliche Kunst auf die Krankheiten einzuwirken sucht, giebt es gar viele, und es würde wenig nützen und die Grenzen dieses Büchleins überschreiten, sie sämmtlich herzunennen und zu beschreiben.

Hat der Arzt eine Krankheit nicht verhüten können, so sucht er zunächst ihre Ursache zu entdecken und wenn möglich zu entfernen, weil ihre Fortwirkung immer neue Momente für Fortbestehen oder Verschlimmerung der Krankheit abgiebt.

Zunächst dann wendet er sich gegen die Krankheit selbst. Er

verſucht ihre weitere Entwickelung abzuſchneiden (abortive Methode), was durch Brech= und Abführmittel, durch operative Eingriffe u. ſ. w. manchmal gelingt. Gelingt es nicht, dann iſt die Behandlung eine mit der Entwickelung des Krankheitsproceſſes wechſelnde, wobei wir bald ableitend, bald umſtimmend, bald excitirend, bald deprimirend u. ſ. w. verfahren.

Da wir vermittelſt einer ausgebildeten Diagnoſtik häufig ein einzelnes Organ als den Hauptſitz der Krankheit erkennen, ſo wenden wir uns oft ſpeciell gegen dieſes. Und es iſt gerade die Local= therapie in Folge der vorherrſchend pathologiſch=anatomiſchen Rich= tung heutiger Medicin, jetzt zu einer hohen Technik und Reichhaltig= keit der Anwendungsweiſe ihrer Mittel gelangt.

Da aber im Organismus alle Theile einander bewirken und die Störung eines Organs meiſt auch andere beeinflußt und krank macht, dürfen bei einer Localbehandlung die übrigen Organe und namentlich die großen Factoren des Lebensproceſſes, Ernährungs= und Nervenſyſtem nie außer Acht gelaſſen werden. Da aber Spe= cialiſten in ihrer Einſeitigkeit dies öfter überſehen, ſollte ärztliche Behandlung durch einen ſolchen immer nur unter Controle des Hausarztes geſchehen.

Da wir den inneren Zuſammenhang mancher Krankheitsproce= ſſe nicht kennen, oder, wenn wir ihn auch kennen, ſeinen eigent= lichen Grundzuſtand therapeutiſch oft nicht zu erreichen vermögen, ſo muß ſich in ſolchen Fällen die Behandlung nur gegen einzelne hervorragende, gefahrdrohende Erſcheinungen wenden (ſympto= matiſche, palliative Behandlung). Es iſt z. B. ſehr wichtig heftige Schmerzen zu lindern, nicht allein der dadurch dem Patienten erzeugten Wohlthat willen, ſondern auch, weil ſolcher Schmerz das Fieber ſteigert und den Kranken in ſeiner Lage unruhig macht. Schlaf= mangel bringt ſeine Ernährung herunter, und wir gewinnen deshalb viel, wenn wir ihm durch narcotiſche Mittel u. ſ. w. Schlaf verſchaffen. Das Fieber kann eine gefahrdrohende Höhe erreichen. Durch kalte Bäder, Einwickelungen, Chinin ꝛc. drücken wir es künſtlich herunter und erhalten ſo eine Weile den Organismus, bis er durch die in ihm liegenden Heilkräfte die Krankheit glücklich überwunden hat.

Statt durch weitere Herzählung all der Mittel, Maßregeln und Methoden, die dem Arzte heute zu Gebote ſtehen, den Leſer zu ermüden, bitte ich ihn, mich zum Schluß einmal auf „die Praxis“

zu begleiten, damit er an einem concreten Falle ein Bild heutigen ärztlichen Handelns gewinne.

Ein Handwerker ließ uns zu sich rufen, da er am Abend vorher mit einem Schüttelfrost plötzlich erkrankt sei.

Wir finden einen vierzigjährigen, kräftig gebauten Mann zu Bett liegend.

Er erzählt uns, daß er, Kleinlichkeiten abgerechnet, nie krank gewesen sei, auf einem zugigen Neubau gearbeitet und sich da wahrscheinlich erkältet habe. Gestern Abend habe es ihn plötzlich durch und durch geschüttelt, so daß er schleunig von der Arbeit weg nach Hause habe gehen müssen. Er habe die Nacht schlecht geschlafen, Kopfschmerzen und ein Gefühl von Druck auf der Brust, habe keinen Appetit und sich einmal erbrochen. Am Morgen sei auch etwas Husten dazu gekommen. Er fühle, daß ihm eine schwere Krankheit „in den Gliedern stecke."

Beim Oeffnen hat die Frau uns schon mitgetheilt, daß ihr Mann während der Nacht viel „dummes Zeug" gesprochen habe.

Nachdem wir so die Anamnese (Geschichte der Vergangenheit des Kranken) und die subjectiven Symptome (Krankheitszeichen) kennen gelernt haben, schreiten wir nunmehr zur Untersuchung des Kranken selbst, um dadurch die viel werthvolleren objectiven Symptome festzustellen und aus ihnen die Diagnose (Bestimmung) der Krankheit zu gewinnen.

Während wir uns dazu anschicken, hustet Patient und wirft dabei ein wenig zähen, blutiggefärbten Schleimes aus, und damit uns gleichsam die Diagnose schon entgegen.

Denn gerade diese Art von Auswurf ist nur wenigen Affectionen eigen und somit hier, wenigstens im Verein mit dem, was wir schon von dem Kranken wissen, ein pathognomisches (b. h. die Krankheit erkennen lassendes) Symptom.

Wenn aber auch ein erfahrener oder genial angelegter Arzt im Allgemeinen aus wenigen Fragen, auf den ersten Blick so zu sagen, die Diagnose schon zu stellen vermag, so untersucht doch ein gewissenhafter Arzt jeden Kranken sorgfältigst und mit allen seiner Kunst zu Gebote stehenden, physikalischen und chemischen Hilfsmitteln.

Und dies um so mehr, als er nicht allein die nackte Diagnose, sondern auch ein genaues Bild von der Intensität und Extensität der Krankheit bekommen will.

Bei unserem Patienten fällt uns zunächst auf, daß er fiebert. Dafür spricht die Röthe seiner Wangen, die Schnelligkeit seines Athems, die sich heiß und trocken anfühlende Haut, die Frequenz seines Pulses, die Belegtheit der Zunge. Die Secundenuhr zeigt uns, daß er in der Minute 40 mal inspirirt und sein Puls in gleicher Zeit 120 mal schlägt. Das in seiner Achselhöhle zehn Minuten lang liegende Maximalthermometer ergiebt eine Hauttemperatur von 39° C.

Die Untersuchung der Brust (des Thorax), welche wir, hier den Sitz seines Leidens vermuthend, besonders genau vornehmen, ergiebt nun Folgendes:

Seine Brust dehnt sich bei der Inspiration wenig aus, besonders die rechte Seite. Es sind die sogen. Hülfsathemmuskeln dabei vorwiegend thätig.

Beim Auflegen der Hände (der Palpation) auf den Thorax fühlen wir, vermittelst unseres durch Uebung sehr geschärften Tastsinnes, daß, wenn der Kranke spricht, seine Stimme rechts stärker vibrirt, als links und als in der Norm.

Die Percussion (das Beklopfen mit Hammer oder Finger) ergiebt einen tympanitischen (trommelartigen) Schall über der rechten Lunge. Bei der Auscultation (dem Behorchen) hören wir feinblasiges Rasseln über den unteren Parthieen der rechten Lunge.

Stuhlgang hatte Patient ausnahmsweise heute Morgen nicht, dagegen kann uns sein Urin gezeigt werden.

Derselbe ist dunkel und von geringer Menge. Mit den nöthigen Chemikalien versehen, finden wir etwas Eiweiß in ihm und eine bedeutende Verringerung der Chloride.

Die Diagnose ist nunmehr nicht mehr zweifelhaft.

Es handelt sich um eine sogen. primäre, lobäre (einen Lungenlappen befallende) rechtsseitige, croupöse (eine faserstoffige Ausschwitzung setzende) Pneumonie (Lungenentzündung). Daß der Krankheitsproceß dieses Namens sich hier noch innerhalb der ersten Tage befindet, wüßten wir aus dem Befunde, selbst wenn Patient besinnungslos und ohne uns die Zeit seiner Erkrankung genau angeben könnende Angehörige wäre.

Unsere pathologisch-anatomischen Kenntnisse gewähren uns ein ziemlich genaues Bild von Aussehen und Verhalten seines kranken Organs, d. h. seiner Lunge.

Der untere rechte „Lappen" derselben ist dunkelroth, schwerer und derber als normal, und mit einer mehr oder weniger consistenten Flüssigkeit durchtränkt, die zum Theil noch Luftbläschen enthält. Die Schleimhaut der Luftröhrenverzweigungen (Bronchien) ist geschwellt, geröthet und mit Schleim bedeckt.

Sectionen von in verschiedenen Stadien dieser Krankheit an Complicationen Verstorbenen, deren Ergebnisse wir in Einklang brachten mit den Symptomen aus eben denselben Stadien dieser Krankheit, haben uns Einblick in den weiteren Verlauf dieses Krankheitsprocesses verschafft.

Gestützt auf diese Beobachtungen und Erfahrungen sehen wir unseres Kranken Ergehen in den nächsten Tagen deutlich vor unserem geistigen Auge und vermögen so der Ehefrau, die gespannt unseres Ausspruches harrt, die Prognose (d. h. die Vorhersage des weiteren Verlaufes und Ausgangs der Krankheit) zu stellen, was wir unseres- wie ihretwegen etwas vorsichtig thun, weil wir alle möglichen Complicationen des weiteren Verlaufs doch nicht voraussehen können und falsche Hoffnungen nicht erwecken wollen.

Mit dieser Reserve halten wir es aber für unsere Schuldigkeit, wenn auch nicht dem Leidenden selbst, doch den Angehörigen die volle Wahrheit zu sagen, daß nämlich dieser Kranke eine Lungenentzündung habe, daß nach unserer Ueberzeugung die Sache wahrscheinlich einen günstigen Verlauf haben und Patient nach etwa 14 Tagen wieder vollständig hergestellt und arbeitsfähig sein werde.

Es sei günstig, daß Patient von kräftiger Constitution und die Entzündung nur auf Einer Lunge sei, bedenklich sei nur der Umstand, daß der Mann ein Trinker zu sein scheine. Wenigstens deute das Zittern seiner Hände, der Geruch seines Athems, und das Auftreten von Delirien bei dem nur mäßigen Fieber, auf solche üble Gewohnheit hin.

Die Frau giebt denn auch zu, daß ihr Mann öfters mit einem „Spitz" Abends heimgekehrt sei.

Zur besseren Pflege und Beobachtung des Kranken und weil noch stärkere Delirien zu befürchten ständen, rathen wir, eine Diaconissin für einige Tage wenigstens zu nehmen, worin die Frau auch einwilligt.

Wir kommen nunmehr zum wichtigsten Theile unserer ärztlichen Thätigkeit, nämlich zur Festsetzung des für diesen speciellen Fall zweckmäßigsten Heilplans.

Eine causale Behandlung ist hier nicht möglich. Wir können die veranlassende Erkältung nicht wieder wegschaffen und haben uns mit der bereits vorhandenen Entzündung abzufinden.

Während nun früher bei Lungenentzündungen energische Mittel, Aderlässe, große Dosen von Brechweinstein ꝛc. ꝛc. zur Plage und doch nicht zum Vortheile der Patienten angewendet wurden, hat sich die Wissenschaft dahin so ziemlich geeinigt, daß man bei einer regel= mäßigen und ohne Verwickelungen verlaufenden Pneumonie rein exspectativ, d. h. beobachtend, zuwartend und auf die Natur= heilung trauend, verfahren könne und müsse. Verschaffen wir nur dem Kranken günstige Außenbedingungen und wehren neue Schäd= lichkeiten von ihm ab, so wickelt sich der Proceß von selbst, d. h. durch die eigenen Kräfte des Organismus ab und führt zu voll= ständiger Genesung.

Es wird im weiteren Verlauf des Leidens ein faserstoffreiches Exsudat in die Lungenbläschen der erkrankten Lungenparthie hinein= gesetzt von vielleicht mehreren Pfunden. Der afficirte Theil der Lunge wird dadurch zwar vollständig functionsunfähig, doch über= nimmt einstweilen der gesunde Lungenrest die Arbeit mit. Ist diese Ausschwitzung beendet, so geht die Blutwallung zurück, es tritt mit einem Male, am dritten bis siebenten Tage meist, ein Nachlaß des Fiebers und Wiederwohlfühlen ein, die sogen. Krise. Dann wird der Auswurf des Kranken reichlich, mit ihm und durch ihn befreien sich die verstopften Lungenbläschen von ihrem faserstoffigen und eitrigen Inhalt, es bringt bei der Athmung wieder Außenluft in sie ein, und die Lungen sind wieder in allen ihren Theilen gut functionirend.

Wir ordnen demgemäß bei unserm Patienten körperliche und geistige Ruhe an. Es soll gut gelüftet werden, so daß der Kranke, ohne Zug zu bekommen, eine gute reine Luft von nicht über 15° um sich hat. Er soll seine Lunge nicht durch Sprechen anstrengen. Genießen soll er nur Milch und eine Gersten= oder Haferschleim= suppe. Zu trinken soll ihm abgekochtes oder abgestandenes Wasser, rein oder mit Citronensaft, gereicht werden.

Als Medicin verordnen wir eine kühlende Säure:

Rp. Acidi phosphorici   *grm.*   2.
     Aquae destillatae   150.
     Syrupi rubi Idaei   „   30.
S.: Zweistündlich einen Eßlöffel voll zu nehmen.

Außerdem ordnen wir noch an, daß er ein Lavement von Seifen=
wasser und Oel bekommt und zur Nacht, wenn er wieder phan=
tasiert, kalte Compressen auf den Kopf.

Bei unserm nächsten Besuche haben wir zwar Ursache, mit unseren
Verordnungen zufrieden zu sein, doch ist das Eine, was wir befürch=
teten, eingetreten: Patient hat in der letzten Nacht stark delirirt,
Mäuse und Ratten gesehen, die Umschläge fortwährend abgerissen
und aus dem Bette gewollt.

Es ist hier unter dem erregenden Einflusse des Fiebers ein bis=
lang latenter sogen. Säuferwahnsinn zum Ausbruch gekommen.

Für solche Fälle haben wir in dem von Liebreich entdeckten
Chloralhydrat ein probates Mittel. Es verschafft solchem Gewohn=
heitstrinker Ruhe und Schlaf und damit gehen oft alle bedrohlichen
Erscheinungen rasch zurück. Nur brauchen solche Leute viel größere
Dosen von diesem Mittel als andere.

Wir verordnen dem Patienten also in einer Lösung Chloral=
hydrat 2stündlich 2 *grm.* (3—4 mal zu geben) und lassen ihn etwa
3stündlich einen Eßlöffel von seinem geliebten Kornbranntwein geben.

Das nächste Mal empfängt uns die Frau freudestrahlend und
drückt uns mit herzlichem Danke die Hand: Ihr Mann habe gut
geschlafen, beim Aufwachen gleich Kaffee und „Schrippe" verlangt
und fühle sich wie „neugeboren."

Wir nehmen diesen Dank der Frau und den des Patienten
selbst an, zwar leise lächelnd, weil wir wissen, daß die Krise ein=
getreten ist und die gute Natur zu dieser glücklichen Wendung das
Meiste gethan hat, aber wir haben ihn doch auch verdient diesen
Dank, denn durch unsere Anordnungen haben wir eine Gefahr be=
seitigt und die Natur in ihren Heilbestrebungen unterstützt.

Nun geht es rasch der Genesung zu. Des noch bestehenden
Katarrhs wegen verordnen wir ihm Selterwasser mit Milch und warnen
ihn auch vor Diätfehlern und vor zu frühem Verlassen des Bettes.

Bei unserem letzten Besuche untersuchen wir seine Lunge noch=
mals und finden jetzt über der Stelle, wo noch unlängst sogen.
„bronchiales Athmen" zu hören war, das Athmen wieder „vesiculär",
wie es sein soll, und einen normalen vollen Percussionston.

Wir wünschen unserem Patienten Glück zu seiner völligen Wieder=
herstellung, sagen ihm, daß er sich noch eine ganze Weile schonen
müsse und vor Allem — daß er keinen Branntwein wieder trinken

dürfe. Er sei diesmal von einem Anfalle der Säuferkrankheit glück=
lich wieder genesen, wenn er aber das Trinken nicht lasse, so könne
er noch völlig um seinen Verstand kommen und sich wie seine Fa=
milie ewig unglücklich machen.

Vielleicht folgt er, gerade jetzt guten Worten am besten zugäng=
lich, unserer Warnung — vielleicht auch nicht. Denn die Macht der
schlechten Gewohnheit und Verführung ist groß. Dann haben wir wenig=
stens das Unsere gethan, ihn diesmal von seiner Krankheit befreit und
vor künftigem Unglück zu wahren versucht, in Ausübung dieser unserer
Berufsthätigkeit aber von Neuem

die hohe Schönheit der menschlichen Organisation, sowie
Macht und Größe ärztlicher Kunst lebhaft empfunden.

————

Es mag für zarte und poetische Gemüther ein hoher Genuß sein,
Welt und Menschennatur als höchst vollkommen sich vorzustellen und
in dieser ihrer Vollendung einen sprechenden Beweis für des Schöpfers
Güte und Allweisheit zu erblicken.

Wenn aus solch' schönem Traum naiver Betrachtung unsere
Lehre von den Mängeln menschlicher Organisation den in ihn Ver=
sunkenen auch grausam erweckte, so brachten wir in unserer Be=
trachtung ihm doch einen Ersatz.

Denn als Ergänzung der unvollkommenen Heilkräfte der Natur
zeigten wir ihm menschliche Wissenschaft und Kunst.

Eine ganz vollkommene Welt würde uns ihr nahes Ende bedeuten.
Denn Kampf nur, der aus dem Mangel entspringt, und Arbeit,
die nach Wahrheit und höherer Vollendung ringt, sie allein sind das
wahre Leben und der rechte Lebensgenuß.

Auch die Wissenschaft der Medicin und ihre praktische Bethätigung,
die ärztliche Kunst, sind solche Arbeit im Weinberge des Herrn, und
auch der nüchterne Naturforscher kann ausrufen mit dem Psalmisten:

Herr, wie sind Deine Werke so groß und viel,
Du hast sie alle weislich geordnet
Und die Erde ist voll deiner Güter.

————

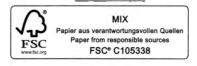